人殺し医療

マフィアが支配する
現代メディカル・システム

Homicidal Medical Treatment

ベンジャミン・フルフォード
Benjamin Fulford

KKベストセラーズ

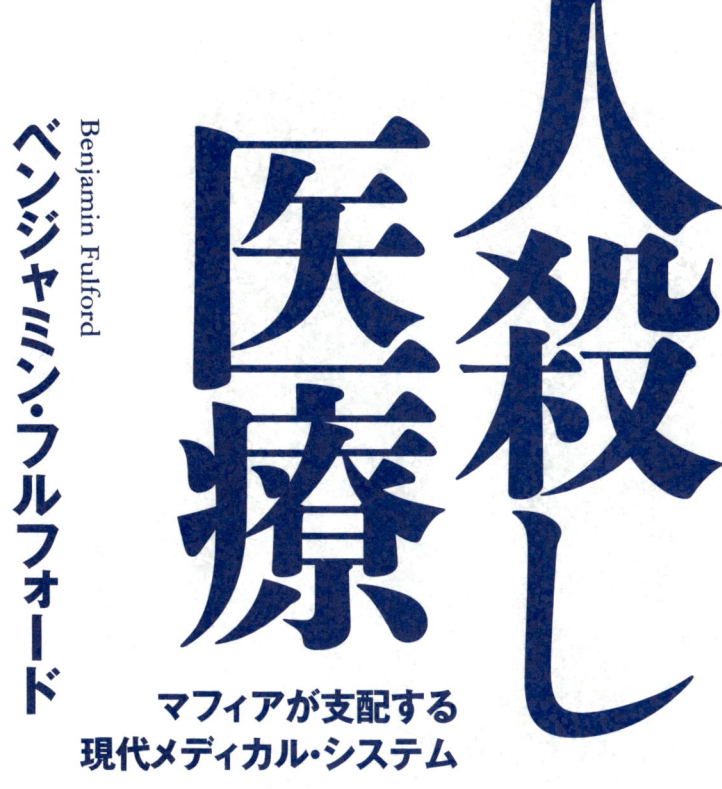

まえがき

人殺し医療?　何をいってるんだ?
そう思って本書を手に取ったならば、とりあえず、以下の文章を読んでほしい。

・アメリカではハーブ（薬草）のレシピや使用方法をインターネットに掲載するだけで違法となる。
・アメリカでは「漢方」の多くは違法ドラッグとして扱われている。
・現代医学では「適度な日光浴は健康にいい」と言うだけで「頭のいかれた医者」というレッテルが貼られる。
・巨大製薬メーカーは、医薬品ではなく、ウイルスを製造して、世界中でばら撒いている。そして、そのウイルスに効く治療薬で儲けている。
・巨大製薬メーカーは、詐欺師のマークをシンボルにしている。
・風邪で病院に行くと、重い病気をお土産にもらう。
・自殺率1位の職業は精神科医。

・アメリカで最も平均寿命の短い職業は医師。56歳と短命。
・健康診断をすると「がん」になりやすい。
・3人に1人が亡くなる「がん」は現代病である。昔は、ほとんど「がん」にはならなかった。その割合は20分の1にすぎなかった。
・インフルエンザの予防接種は危険なだけで効果はない。
・乳児への予防接種は、突然死を招く危険な行為。
・アヘンを吸うと健康になる。
・大麻を吸うと病気が治る。
・医者不足は嘘。医者と病院は余りまくっている。
・病院で治療を受けると寿命が短くなる。
・先進国の死因第1位は、がん、心臓疾患、脳梗塞、肺炎ではない。
・現代医療は病人が増えるほど儲る。人を殺すほどお金になる。

すべて「事実」である。信じられないというならば本文で確認してほしい。

ベンジャミン・フルフォード

『人殺し医療——マフィアが支配する現代メディカル・システム』◆目次

人殺し医療——マフィアが支配する現代メディカル・システム

装丁・泉沢光雄
カバー写真・©ER Productions/
CORBIS/amanaimages

第１章

知られざる殺人医療

全米1位の死因は医原病

＊アメリカで最も多い死因は？

医原病をご存じだろうか？

おそらく知っている人は、皆無だろう。当然である。そもそも日本の医療関係者が「医原病」について語ることは、まずありえない。報道は、完全無視。毎週、どこかのチャンネルで必ず放送している医療ドラマが「医原病」を題材で取り上げたことは一度だってない。知りようがないというのが実情だろう。

では、こう質問を変えよう。

全米第1位の死因は何か？

そう問われたら、たいていの人は、すぐさま「がん」を挙げるだろう。あとは心臓疾患、脳梗塞のいずれか。アメリカに限らず先進国では、疫病死や自然死が減って、がん、心臓疾患、脳梗塞が三大死因となる。それが一般的な「常識」であろう。そうして、私たちは騙されてきた。

なぜなら全米1位の死因は「医原病」だからである。

最新のデータ（2004年アメリカ）によれば医原病による死者数は、年間78万3、936

人。第2位の心臓疾患が69万9、697人、がん（悪性新生物）が55万3、251人で第3位となっている。この調査結果は決していい加減なものではなく、アメリカで30年以上のキャリアを持つニューヨーク州NPO法人「アメリカ栄養研究所」の創立者であるゲーリー・ヌル博士の調査によるものなのだ。

2000年にも権威あるアメリカ医師会ジャーナルで同様の内容が発表されている。こちらはジョンズ・ホプキンス大学（Johns Hopkins School of Hygiene and Public Health）のバーバラ・スターフィールド医師が医原病による年間死者数を25万人相当と推計。この数値の場合でも全米第3位にランクインする。ジョンズ・ホプキンス大学は、アメリカ医学会の名門中の名門、いわば西洋医学の総本山が「医原病」をアメリカの三大死因と公式に認めているのだ。

アメリカで第1位、少なくとも第3位の死因ということは、日本を含めた先進諸国でも同様の結果となるはずだ。

にも拘らず、その「医原病」を、私たちは、意味はおろか、言葉すら聞いたことがなかった。驚くべき事実というか、恐るべき現実、そう嘆きたくなる。

医原病とは何か。ウィキペディアには、こう記してある。

「医療行為が原因で生ずる疾患のこと。医源病、医原性疾患も同義」

病院で治療を受けた結果、それが原因となって病状を悪化させて死亡したという意味となる。院内感染や投薬ミスなどの医療過誤、診断や処置を間違えるなどの医療ミス、医療関係者の技術的落ち度からくる医療事故、他にも薬害、医薬品の副作用、医療器具の不具合なども含まれる。

まどろっこしい言い方はやめよう。

アメリカ最大の死因は「医者」なのである。

全米3位と見積もったスターフィールド医師は、その調査報告の中で「少ない数値が出やすい状況での調査結果だ。別の調査方法を採用していれば数値はもっと高くなっただろう」と認めており、医原病の死者数を78万人と見積もったゲーリー・ヌル博士の数値は、かなり信ぴょう性が高いのである。

全米で78万人。凄まじい数字である。ちょっとした大都市が、毎年、一つ、医者によって消滅している計算となる。言い換えれば、500人乗りのジャンボジェット機が毎日、アメリカの何処かで4機、墜落事故を起こしているのと一緒で、「病院」に行くというのは、毎日、墜落するジャンボジェットに乗り込むのと同じリスクという計算になる。

ある特定のジャンボジェット機が毎日4機、必ず墜落していたら、果たして人々は、そのジャンボジェットに乗るだろうか？　まともな人なら別の移動手段を考えるはずだ。

ところが最初に述べたように、私たちは「医原病」という言葉すら知らなかった。ましてや、それが死因第1位という事実すら知らされていなかった。

ここに医療問題の抱えている深い「闇」があるのだ。

＊死因にカウントされない医原病

全米で毎年78万人が医療行為によって亡くなっている。先のスターフィールド医師の調査報告では、医療行為によって死亡するケースだけでなく、それによって不具になったり、障害を被ったりする人数をアメリカで年間200万人以上と推計している。毎年200万人が医原病による重い疾患になっているとすれば、当然、それが原因で寿命を縮めて、別な病気を併発して亡くなるケースも出てこよう。その場合、直接の死因は、別の病気になるために医原病としてはカウントされない。実は、ヌル博士の78万人ですら、かなり甘い見積もりの可能性だってあるのだ。

ところが、医原病の恐ろしさをいくら説明しても、大半の人は、「まさか?」「さすがに大げさだろう」と、なかなか真剣には聞いてもらえない。

実際、本書の企画段階でも担当編集氏を納得させるまで、相当、苦労した。

本書の担当編集氏は、何冊もの医学関係の本を担当し、さらに「医療ドラマを観るのが趣味」と、かなりの医学知識を持っている。その彼ですら「医原病」については、「聞いたことはない」といい、全米1位の死因と説明した際、はっきりと「嘘でしょう」と返答してきた。担当編集氏とのやりとりを一部、紹介したい。

「確かに医療過誤、医療ミス、薬害などで、ある程度の人が障害を被り、病状を悪化させた結果、なかには亡くなる人もいることでしょう。ですが、それ以上の人が病気を治してもらい、科学的な医療の恩恵を受けている。医学は、現代医療で、トライ&エラーの繰り返しで、医原病的な失敗を反省し、改善していくなかで新しい治療方法が生まれ、画期的な新薬ができるんじゃないでしょうか」

この担当編集氏の弁こそ一般的な常識人の反応だろう。誰もが「まさか医療行為が死に直結している」と考えたくないし、「病院に行くと死期を早めるか、もしくは病状が悪化する」など信じたくもない、そう思うのは理解できなくもない。

では、こう反論しよう。本当に現代医療が健全ならば、医原病について堂々と死因の一つに挙げ、そのリスクも含めて、世の中に理解を求めていけばいいのだ。

現実に医療ミス、医療過誤、医療事故は、頻繁に起こっている。薬害エイズ、薬害肝炎といった社会問題となった薬害事件だけでなくとも、薬の副作用で苦しんでいる人など、今や珍しくはない。抗がん剤などの副作用の激しい投薬が原因で体力を奪われて亡くなる人もたくさんいる。医療行為が、それこそ患者の命に関わるのは、ちょっとした手術や医療処置、投薬で患者さんから免責を含めた同意書を取っていることからも、医療関係者が一番、理解しているはずなのだ。

ならば薬の副作用や手術が原因で亡くなった人に対して、免責に同意して医者や病院に責任を問わない代わりに、死因をきちんと「医原病」としてカウントするのが、医療関係者としての誠意ではないだろうか。

ところが、やっていることは「医原病」を隠蔽（いんぺい）することばかりだ。

実際、日本では心臓疾患が死因の第2位で年間約18万人（厚生労働省調査2010年）となっている。高齢者が心筋梗塞などの病気で亡くなるケースは確かに少なくない。

しかし心臓疾患が多い理由は、「原因不明」、もっといえば、医者や病院が原因不明にしておきたいとき、心不全で処理するためなのだ。心不全とは、要するに「心臓が止まりました」。なぜ、心臓が止まったのかには言及しないための「魔法の言葉」なのだ。

＊年間3万人の自殺者の何割かは医原病の可能性

もう少し隠蔽されてきた「医原病」について言及していこう。

日本の死因第7位は自殺である。だいたい年間3万人前後が自殺で亡くなっている。自殺大国ニッポンと、テレビや新聞で報じるとき、たいてい「リストラにあった」「仕事がなく金銭苦が原因」など、あたかも不況による自殺、社会不安が原因という扱いで自殺者数を取り上げている。「豊かなはずの日本で、なぜ、自殺者が3万人もいるのでしょう」と眉をひそめるわけだ。

もちろん、経済的な理由で自殺する人もいるが、実は、自殺者の半数は「健康上の理由」なのである（『警察白書』平成20年度版）。ここからが肝心だ。その健康上の理由で自殺する人の多くは、末期がんなどの抗がん剤治療の苦しさから逃げ出すために自殺に走る人がかなりいる。医療ドラマなどでお馴染みだろうが、抗がん剤の治療は、非常に副作用が強く、患者の負担が大きい。それで完治するなら、まだ副作用に耐える価値もある。ところが抗がん剤は、がんの進行を遅くする効果しかない。つまり、効果のある（副作用の強い）抗がん剤治療は、地獄の苦しみが、より長引くという意味になっていくのだ。どうせ治らない、助からないのなら、いっそ苦しまずに死にたい、体力が残っているうちに自殺に走ってしまうのだ。

抗がん剤については別の章でも取り上げるが、抗がん剤とは「人を生きたまま部分的に殺す」薬である。簡単にいえば、がんの進行を止めるために患者の生命力を奪うのだ。通常、認可を受けて標準的に使用されている抗がん剤の多くは「効果は2割」といわれている。この2割とは「2割殺し」の意味で、患者の体力、いわば生命力を2割分奪うことでがん自体を2割殺すわけだ。極端な話、がんを5割消滅させる抗がん剤は、その服用者の生命力を5割奪って「半分生きて、半分死んでいる」というシュレーディンガーの猫のような状態にする。がん細胞は、患者のエネルギーで成長している。肉体が「半分死んでいる」人のがんは、結果的に通常の半分まで縮小して半分の速度で進行することになる。

半分死んでいる状態で、普通、人は生きていけない。結果、がんではなく衰弱して亡くなる（そして抗がん剤は効果があったというデータとなる）。「病気は治った、でも患者は死んだ」という典型的なドクタージョークが、抗がん剤治療なのである。

通常の抗がん剤は「2割殺し」。通常より2割分縮小し、20％分進行が遅くなる。その割合だけ確かに長生きできるかもしれないが、言い換えれば、副作用に苦しむ時間も、その分、伸びてしまうのだ。抗がん剤の目的は、完治や延命でなく、バカ高い医薬品の投与をできるかぎり長くしていくための「装置」、そう言いたくなるし、事実、そうなっている。抗がん剤治療を受けていれば、否が応でも、その事実に気がつく。医者が治療と称して地獄の苦しみをできるだけ長く与える、そう理解した人の絶望はいかばかりだろう。「健康上の理由」で自殺する年間1万5，000人のうち、末期がん患者が多いのも当然なのだ。

　いや、自殺した人は、自殺できるだけマシかもしれない。抗がん剤治療の患者さんの多くは、すでに拒絶する意思すら挫（くじ）かれて医師のなすがままになりやすくなる。言葉は悪いが「生きる屍（しかばね）」と化してしまう、というか、思考能力を衰えさせる効果も抗がん剤の特徴なのである。

　現代医学の基本概念は社会学者タルコット・パーソンズの「患者は罹患（りかん）した社会的責任を免責される代わりに、専門家（医師）の治療方針に隷属し、いかなる状態でも回復への努力をする」という「病人役割説」である。患者は医者の方針に文句を言う権利はなく、医者は少しでも可能性があるなら、たとえ危険な治療でも積極的に行う義務があると叩き込まれている。抗がん剤治療を医者も患者も拒否できないシステムになっているのだ。

　それだけではない。「健康上の理由」で自殺するのは末期がん患者だけでなく、うつ病患者も相当数、存在する。うつ病の治療には、その病状に応じて、強い向精神薬を投与する。向精神薬とは、ドラッグ用語で言う「アッパー系」で、精神が高揚してハイテンションになる。うつ病で落ち込んでいる人をクスリで元気にしてやるわけだ。

重度のうつ状態のとき、自殺する人はほとんどいない。自殺する「元気」すらなくなっている状態が「うつ」なのだ。つまり向精神薬の投与量を見誤って増やしてしまうと患者に「自殺する元気」を与えてしまう。実際、年間7、000人のうつ病患者が自殺しているが、その多くは投薬量（服用量）のミスマッチと考えられている。

今の最新医薬は飲めばすぐに効く。それだけに、うつに苦しんでいる人は、ついつい薬に頼って飲み過ぎてしまう。それが暴走すると自殺へとつながってしまうわけだ。

効き過ぎる医薬品は諸刃の剣となりやすい。自殺させてしまうぐらいならハーブティーなどで精神安定させたほうが、まだマシだろう。とくにコカインの原料となる南米原産の「コカ茶」は、下手な向精神薬より「うつ症状の軽減効果」があると言われている。南米では当たり前のように売られて飲まれている、この素晴らしい代用品は、日本に持ち込めば税関で即逮捕、麻薬取締法で何年も刑務所にぶち込まれてしまう。まったくひどい話だ。現状、コカ茶が無理としても、その代用品としてお薦めなのはラフマ茶だ。以前、書籍編集を手伝ってもらったフリーライターのA氏がうつ病のとき愛飲して非常に効果があったという。彼は病院で処方された安定剤を飲むと体調を崩すために却って病状が悪化、それで薬をすべて止めてラフマ茶を飲んでいたら、すっかり治ったらしい。ラフマ茶は北海道にも自生する薬草の一種で、薬効成分はうつ治療の医薬品にも認可されている。

いずれにせよ、年間3万人の自殺者のうち、相当数が「医原病」由来と見て、ほぼ間違いないだろう。

＊たかが「肺炎」で年間12万人が死亡するその訳は

医原病と目される死因は、まだ他にもある。

第4位にランクインする「肺炎」である。肺炎は、年間、だいたい10万人から12万人の間で推移する。厚生労働省がまとめる死因では「肺炎」と一括りにしているが、これじたい、かなり意図的で、医原病隠しと考えていい。

肺炎に死亡者数が多いのは、肺が炎症を起こして息ができなくなり、呼吸器不全で最後は窒息してしまうからだ。普通、肺炎と聞いて、私たちがイメージするのは、インフルエンザや風邪による肺炎だろう。これは「市中肺炎」といって、まず、この市中肺炎で亡くなることはない。もちろん、老人や乳幼児、他の病気や怪我などで極端に体力がないときには、病状をこじらせて亡くなるケースもある。しかし基本的には稀な話で、病院に行って抗生物質や栄養剤を投与してもらえば、たいていは確実に治る。

では、どうして肺炎が死因の第4位なのか。

実は、肺炎死因につながっているのが、いわゆる「院内肺炎」だからである。よく院内肺炎では「院内感染」が問題となる。院内感染とは医学用語で使う場合、抗生物質耐性菌、多剤耐性菌に感染する狭い意味となる。

病院で抗生剤を使っていると、抗生剤に耐性を持つ変異体ウイルスが出てくる。病院内でしか存在しない病原体に感染したから「院内感染」というわけだ。

院内感染で問題となる耐性菌は、抗生物質が効かない。いったん、病状が悪化すると、回復が難しく亡くなるケースが多い。それで何かと話題となるわけだ。

だが、耐性菌による院内感染など、実際にはめったに起こらない。だからメディアが大騒ぎするのだ。そんなレアケースで、当然、何万人も死者が出るわけはない。肺炎の問題は、あくまでも「院内肺炎」が大半の死因となっている。

そもそも「院内肺炎」とは、手術後の「術後性肺炎」、副作用の強い薬剤投与の「薬剤性肺炎」を示す。医療行為によって体力が落ちているとき、何らかのウイルスや菌類に感染、肺まで炎症を起こすと、さっきも言ったように窒息（呼吸器不全）で死亡する。院内肺炎がやっかいなのは、健康体なら熱すら出ない無害のウイルスに感染して病状が悪化することにある。実際、院内感染で問題となる耐性菌にせよ、健康な人なら、まず、感染することはないし、感染しても本人が気づかないうちに体内の免疫システムで処理される。基本的には感染力の弱い無害な菌なのである。

ところが手術後や薬剤投与でめっきり体力が落ちていると、そんな無害な菌に感染してしまう。この無害な菌が困りもので、インフルエンザといったわかりやすいウイルスなら、すぐにウイルスを特定して、効果的な抗生剤で対処できる。しかし何の菌に感染したのか分からないケースでは、どうしても対応が遅れてしまう。結果、最後の手段として「下手な鉄砲も数打ちゃ当たる」方式で、あらゆる種類の抗生物質を大量投与する。手術で体力が落ち、肺炎でダメージを受けたところに、強い副作用を持った大量の抗生物質や薬剤を何種類も投与されるのだ。アレルギー性のショックだけでなく、異常のなかった臓器までダメージを受けて多臓器不全などでショック死することになる。

現実問題として、耐性菌による院内感染より、空気中に当たり前に漂っている普通のウイルスや菌、カビなどに感染して亡くなるケースが圧倒的に多い。だからこそ、たかが「肺炎」で11万人などという死者数になるのだ。

もうお分かりだろう。この院内肺炎は、典型的な医原病なのである。

確かに薬剤性肺炎、術後性肺炎は、治療が目的である以上、一概に「悪い」と決めつけるわけにはいくまい。もちろん無菌室や殺菌で感染を防ぐ努力をしていることも理解している。もともと他の病気で体力が落ちている老人も多いだろう。それでも院内肺炎になるリスクがある以上、院内肺炎で死亡した場合は「医原病　院内肺炎」、そうカウントするのが医療従事者の「誠意」ではないか。肺炎は結果であって、原因ではない。原因は「医療行為で体力を著しく落とす状態」にあるのだから。

ちなみに年間死者数4万人弱で死因第5位の「不慮の事故」も医原病と無関係ではあるまい。交通事故で強い眠気を誘う風邪薬が原因のケースは、広義の意味で医原病に区分けできる。

繰り返すが、日本の公式の統計資料に「医原病」は、一切、出てこない。

しかし、死因をざっと精査するだけで、相当数の死因を医原病と認定できるケースは山ほどあるのだ。全米78万人と見積もったゲーリー・ヌル博士の基準で精査すれば日本も40万人から30万人前後が「医原病」となるはずである。

ところが、日本の医学会、政府は、公式統計の死因を結果でしか出さない。自殺にせよ、肺炎にせよ、心不全にせよ、死因自体は結果にすぎない。結果しか出さないのは原因を知られたくないから、そう穿（うが）った見方をしたくなる。

なぜ、医者たちは、この事実を隠すのか。医原病など存在していないかのように誤魔化そうとするのか。むしろ、堂々と現代医療の多くは非常に「ハイリスク」と宣言して、そのリスクを低減できる療法へと切り替えていけばいいではないか。

そこに現代医療の抱える「闇」、人を殺す医療システムの実態が浮かび上がってくる。

＊医原病を認めないのは交通事故を認めないのと同じ

「確かに医者や病院で行われる医療行為の中には、相当、危険なケースがあり、それが結果的に死期を早めることもあるだろう。

だが、それを医原病といって『医者のせいだ』『病院のせいだ』と批判し、ちょっとした落ち度をあげつらって厳しく追及していけば、ただでさえ医者不足が叫ばれている現状、医療体制そのものが崩壊する。医療体制が機能しなくなることのほうが、結局、沢山の人の命を危険にさらすことになりかねないのではないか。

医原病を取りざたするのは、年間1万人が交通事故で死ぬから危険なので車に乗るなという議論と一緒。実に馬鹿げている」

ここまで読んだ人のなかには、そう反論する人もいるかもしれない。一見、正論のようにも思える。これを「正論」と思っている時点で、実は、すっかりプロパガンダに騙されているのだ。

医原病の存在を隠蔽している今の状況が、実は「医原病」を生み出す土壌となっている。だからこそ早急に医原病を死因として認める必要があるのだ。

先の例でいえば自動車は、ある面、人殺しの道具になる。社会に不可欠な存在でやめるわけにはいかないという意味で医療と似ている。ならば医療体制も車社会同様のシステムにしたらどうか。そう提案しているにすぎない。

車を運転していれば何ら落ち度がなくても人身事故の危険はつきまとう。それで運が悪ければ死亡事故になりえる。過失も意図もなく、ただ車を運転していただけで、大怪我をさせ、障害や不具を与え、下手をすれば命まで奪いかねない。

この点は、医療も同じだろう。

車社会では、事故が起きれば、すぐに警察がやってきて、事故現場を検証する。そして過失の有無と被害状況に応じて、裁判で刑を確定する。死亡事故の場合、ドライバーが悪質だと殺人に匹敵する重過失致死罪まで適用される。過失の度合いが低く保険会社を通じて被害者遺族と示談が済んでいる場合でも、まず禁錮(きんこ)刑の実刑判決が出る。人の命を奪うというのは、それだけの罪があるからだ。死亡事故で警察が即座に運転手を逮捕拘束するのも「見せしめ」というより、予期せぬ殺人行為に加害者(運転手)がパニックを起こして自責の念から自殺しないよう保護するのが目的なのだ。

私たちの社会は、「車が危険」という認識とコンセンサスをちゃんと持っている。だから厳しい交通規則を作り、インフラを整備し、交通警察などの高い運用コストを払って、その危険性を少しでも減らそうと努力をしてきた。それが当たり前であり、常識であると誰もが考え、それを怠れば批判するだろう。

ところが、この常識が通じていないのが「現代医療」なのである。

医原病は、車の例題でいえば「交通事故」のことだ。医原病を認めないというのは、要するに交通事故で亡くなった人の死因を「自動車事故」でカウントせず、直接の死因となる「圧死」「失血死」「ショック死」に分類するのと一緒なのである。

本書で何度も何度も今のシステムがおかしい、医原病を認めないのは狂っていると指摘しているのは、交通事故死を「事故死」と認めないぐらいヘンだと思っているからだ。おかしい、だけで済む話ではない。それが医療を腐らせ、医師を腐敗堕落させていることが最大の問題なのだ。

もしドライバーが、現在の「医師」と同様の権利を与えられていたら、そう考えれば、簡単に理解できる。

運転手は落ち度、過失がなく法規に則って運転しているかぎり、決して法に問われることはない。警察や第三者機関などで事故原因が究明されることもなく、報道や公的資料で扱うときは「交通事故」ではなく直接の死因「圧死」「失血死」で記載される。

これでドライバーが腐敗堕落しない、と考えるほうがおかしい。

たとえ子供が道路に飛び出してきたとしても法律を守っているかぎり罪には一切、問われないのだ。ブレーキを踏むどころかハンドル操作をして避けようとさえしなくなるだろう。時間帯によっては通学路となる路地で「制限速度を守っている」と、法定速度いっぱいまでスピードを出すだろうか。普通は、危険を考慮して注意深く運転する。法定速度内でも事故を起こせば「前方不注意」に問われるからだ。それがまったくお咎めなしだったら、平然と飛ばす鬼畜な輩が出ないと、誰が言い切ることができるだろう。殺人の快楽に目覚める殺人ドライバーが出てこないと、誰が証明できるというのか。

その結果、最初はまっとうなドライバーでも、気がつけば道路で立ち往生している老人や幼児に対して「道路で立ち往生するほうが悪い」と、平気な顔をしてアクセルを踏むドライバーになってしまいかねない。

確かに道路では「法律」は守られている。だが、そんな道路に近寄れるだろうか。横断歩道を渡ることすら危険がつきまとう。文字通り「命がけ」となる。

そんな道路を「法律は守られているのだから安全です」とか、「あまり文句をいうと物流が滞る、多少のことは目を瞑るべきだよ」、「車で死ぬ人はほとんどいません。死因はあくまでも圧死や失血死です。車はとても安全な乗り物なのです」そう言っている人がいたら、あなたはどう思うか。普通に「頭がオカシイのか」と思うだろう。繰り返す。そんな狂った世界が今の「現代医療」なのである。

＊人を殺す医療――報道された米英の実態

現代医療は、医者の格言でいえば、もはや「病膏肓に入る」レベルに達している。医者や病院の利益、儲けのために「人を殺す」ことにためらいがなくなってきているからである。日本より情報公開が進んでいるアメリカを軸に、「人を殺す医療」の実情を見ていこう。いくつかのニュースをピックアップするので読んでほしい。

国内の医療過誤の割合がダントツ（『フィラデルフィア・インクワイアラー』紙）

国家科学アカデミーの専門委員会が昨日重大な報告を発表し、国家的重要努力として、医療過誤を減らすために強制的報告システムの開発を要求し、議会に対しては研究センターの設立を求めた。

アカデミーの医療研究所の19人の委員が書いた220ページの報告書は、国の「医療過誤の驚愕的高率」を、5年以内に50%にすることを目標にしている。

その推計では、米国の病院で、毎年医療治療の過誤によって、9万8、000人もの人が殺され、死亡と損傷の主たる原因の上位にあるという問題を浮き彫りにした。

昨日、委員会のメンバーの何人かがインタビューに応じ、報告書の意図するところは、ヘルス・ケア産業に行動を起こすよう大声で呼びかけることにあると言った。業界は過誤の原因を正すことにもたもたしていたからだ。

「報告書は〈もう、たくさんだ〉ということだ」とインタビューに応じたリープ氏は言う。「それは、人々の足を火の上にかざし、過誤についての議論をやめ、何かをし始める、という問題だ」


報道されないことがしばしばある医療事故（『デトロイト・ニュース』紙）

医学研究所の最近の報告によると、過誤関連の病院内死亡者は、10万人中36人と推定され、去年1年で医療ミスで死んだミシガン州人は3、534人である。

州のヘルス・ケア協会に患者から寄せられた苦情は2、027件ということだが、ミシガン州健康サービス局のディレクター、トム・リンゼイは、この数はミスのほんのわずかを示しているだけだと言う。

医療ミス（『ニューヨークタイムズ』紙）

ニューヨークタイムズは、米国で、病院に登録した人間の5%、あるいは1年あたり180万人の人が、院内で感染症をもらう、と報じた。そういう感染症は「医原性」——意味は「医者がもたらす」あるいはもっとゆるやかには「医療行為が原因の」——と呼ばれる。連邦疾病コントロールセンターによれば、医原性感染症は、米国内の病院患者2万人の死亡に直接的に関係する。さらに7万人の死亡の遠因でもある。医原性感染症のコストは45億ドルに達する。

患者の安全のためのナショナル・ファウンデーション

NPOの「患者の安全のためのナショナル・ファウンデーション」が伝える最近の調査に

よると、42％の人が、直接、あるいは友達や親戚を通して、医者の過誤による損傷を受けたことがあるという。

1，500人の調査が正確に一般大衆を代表すると仮定すると、1億人以上のアメリカ人が医療ミスを経験したことを意味する。

もっと恐ろしいのは、その調査によれば、3回に1度は過誤によって患者の健康を傷つけているという事実である。

リープ博士は同NPOの設立メンバーである。このNPOは今年の6月にAMA（アメリカ医学協会）が設立した。

AMAのリーダーたちは、今や問題をオープンにする時期であり、過誤を認めることによる訴訟の洪水がいつ起きるかと毎日恐怖を抱いて暮らしている時ではない、と言う。

リープ博士自身の研究の示すところでは、医療ミスの総数は毎年300万件に達し、総費用は2，000億ドルにも及ぶ。

調査の結果、医療ミスを経験した人の40％が診断の間違い、およびよくない治療が問題であると指摘する。投薬のミスが過誤の28％を占める。

回答者の22％が診療行為中の手違いを報告している。

過誤の半分は病院で発生し、22％が医師のオフィスで発生する。

過誤の原因は何か。

医者がそういう過誤を犯す原因はなんだろうかと問われた患者たちは、不注意、ストレス、誤った訓練、コミュニケーションのまずさを指摘した。

4分の3の人が、この問題への最善策は、悪い業績記録のヘルス・ケア労働者を活動停止させることだろうと信じている。

しかし、リープ博士はそれには反対する。加罰は単に過誤を隠蔽することを推し進めさせるだけだからと。「われわれは、強調点を個人からシフトさせる必要がある」「過誤は疾病ではない。疾病の兆候である」

その代わり、と彼は言う。おそまつな設計のケア・システムが大部分の責めを負う。医者も看護婦もしばしば2交替勤務で、それがさらに間違いを犯しやすくする。このコンピュータ・テクノロジーの時代に、手書きの薬処方箋だなんて、過去の遺物にすべきものだ、と注意する。

医療ミス――医者と患者にとっての法的・倫理的ジレンマ（CNN）

専門家によると、医療ミスはしょっちゅう起きているが、医者はしばしばそれを患者に告げることをしない。最近のレポートでは医療過誤による年間死亡者は98、000人以上だと推計されている。

イギリスにおける医療過誤による死亡は500%に達する（監査委員会）

去年、英国の公立病院で約1、200人が処方や投薬のミスによって死亡した。政府監視グループが出版したレポートが報じた。

監視委員会によるレポートに、間違った薬の投与を含む過誤——一例、乳がん患者に抗がん剤タモクシフェンの代わりに睡眠薬テマゼパムが投与された——、正しい薬の誤った用量の投与、気づかずに致死的反応を起こす薬を処方した、などの例の概要が記されている。

レポートによれば、死亡者数は1990年とくらべ5倍に増えている。

さらに、投薬関連のミスを生き延びた何千人もの患者は、まず必ず病気持ちになり、さらに治療を要するので、国家健康サービスの部外費用を作り出す結果になった。

「健康サービスはおそらく年間7億2、500万ドルを使って、逆の診療や過誤を受けた人々をよりよい状態に戻そうとしています。これには患者に対する人的コストは含まれていないのです」と、レポートの執筆者の1人、ニック・マップストーンは語る。

「薬の数は増え続けています。薬の効力――したがってしばしば毒性も――増え続けています。多数投薬の人数も増え続けています。相互作用の危険も増え続けているわけです」と、ピッカーズビル医師はBBCに語った。

最近数ヶ月に大々的に報じられた薬関連の過誤のケースは問題のありかを痛切に感じさせた。あるケースでは、がん患者が推奨用量の1、000倍の薬を処方され投与されていた。

べつのケースで、ノッティンガムのクイーンズ・メディカル・センターでのことだが、10代の、寛解(かんかい)したがん患者が、間違いで抗がん剤の脊椎注射により昏睡状態に陥った後、死亡した。

「クイーンズ・メディカル・センターでの最近の事件は、毎日のプレッシャーが、いかにして推奨される最善の療法を無視させることになるか、をよく示すものである」とレポートは言う。

患者の権利のためにロビー活動を行う、消費者協会のスポークス・ウーマン、ジャッキー・グラッターは語る。「治療と薬に関する、こまやかで明瞭な、患者への情報を求める強い要求があるということ、単に病院の中ばかりでなく、家庭で薬を服用する場合にも同様であることを、このレポートは示しています」

投薬過誤による死亡が増えている（CNN）

投薬ミスが原因の死亡が1983年から1993年の間に2倍以上になったと、英国の医学雑誌『ランセット』に掲載された記事が伝えた。

UCLAの研究チームの調査によると、死亡の最も鋭い増加は外来患者に見られた。薬剤と他の薬による偶発的毒性による死亡者は851人からほぼ2,000人にまで上昇した。その中で、外来患者の死亡数が200人以下から1,500人弱に増えた。

1993年には、投薬ミスで死亡する外来患者は、入院患者にくらべて6・5倍ほどになる。

このレポートは死亡診断に基づいているが、医療専門家のミスによるのか患者のミスによるのかは、はっきりしない。

薬物反作用で死ぬ人は年間10万人と予測される（CNN）

毎年、処方箋あり、および処方箋なしの薬の逆反応でアメリカ人10万人が死亡し、210万人が深刻な障害をこうむっている。研究者が発表した。

そういう反応は――処方ミスと薬物濫用は含まない――米国の死亡原因の中で少なくとも6番目に位置する。心臓病、がん、肺疾患、脳卒中、事故に次ぐ。アメリカ医学協会の雑誌に掲載されたレポートによる。

「深刻な逆薬物反応はしばしば起きている……一般的に認識されているよりずっと多い」と研究者は言う。

トロント大学の研究者たちは、39編の研究を検証し、1994年に米国の病院でざっと10万6，000人が薬への悪い反応によって死亡したと推計した。

銃で死ぬ人の3倍が医療ミスで死ぬ

何年にもわたって、アメリカ医学協会、病院、医学雑誌、それにいろいろなヘルス・ケア・グループが銃の規制法律を強化するよう太鼓をたたき続けてきた。

われわれの中にも銃保持者の厚顔無恥を指摘した人もいる。健康統計のナショナル・センターの公式数字によれば、銃の事故で死ぬ人の2倍以上が毎年医療事故で死んでいる。

昨日、国家科学アカデミーの一機関、薬物研究所が出した報告書によれば、毎年医療ミスによる死者数は総数98，000人に及ぶだろうという。銃による事故死・殺人・自殺のおよそ3倍になる。

研究報告によると、医療ミスが国に支払わせるコストは年に290億ドルで、おそらく死因の5番目に位置する——心臓病、がん、脳卒中、肺疾患に次ぐ。

その98,000という総計は、毎年自動車事故で死ぬ人の2倍以上である。

看護ミスで何千人も死んだり損傷したり（『トリビューン』記者）

たくさんの不適切な訓練を受けた看護婦が毎年何千人もの患者を死なせたり損傷させたりしている。病院が最低線の安全を犠牲にしているからだ。『トリビューン』紙が明らかにした。

1995年以降、少なくとも1,720人の患者が病院事故で亡くなり、9,584人が損傷を受けた。米国の病院で日常茶飯事のスタッフ・カットや経費削減のもと、国中で起きている資格のある看護婦たちの、作為あるいは不作為の結果である。

英国では毎年４万人が医者の失敗によって死んでいる

英国では医療過誤が、がんと心臓病に次ぐ3番目に高い死亡原因である。年間４万人が死にいたっている。他の事故死の合計の４倍に達する。

病院ミスに関する緊急調査の数字を見ると、28万人以上の人が、致死的ではない処方ミス、多量投与、感染症によって体調不良になっている。

犠牲になった人は快復のために平均して6日間余分に病院に行かなければならず、イギリスだけで年間７３０万ポンドのコストがかかっている。

この問題についてのパイロット研究――英国における本題調査の最初の試み――によると、14人に1人の患者が、何らかの有害な事象を経験している。診察過誤、手術ミス、薬物反応など。

ロンドン大学医療リスク部門の長、チャールズ・ヴィンセントがこの研究をリードし、英国における医療事故の広がりをつぶさに検証するパイオニアとなった。

彼のチームはこれまでロンドン市内の二つの病院を集中的に調査した。ある病院の最初のデータでは、外科・内科など4部門の４８０人の患者のうち32人が病院のミスの犠牲者となった。

調査からヴィンセントは４万人が死亡していると推定する。これは、先進世界で３－４％の患者が病院でなんらかの危害を受けていることを示している。彼らの70％は結果として障害が残り短命であり、14％はそのまま死亡する。

「これは本質的な問題です。過誤の本当の範囲を見極める必要があります。どんな種類のことが悪化しているのか、コストはいくらか」。ヴィンセントは、死亡率は最初の数値に示されたものよりずっと高いだろうと信じている。

英国の死亡率は米国のそれと同程度である。米国では、３週間前ケロッグ財団が発表したレポートで勧められていることだが、医療過誤から患者を守るための連邦機関の創設がなされようとしている。

そのレポートが引いた研究によると、３０、１９５人の患者の記録を検証したところ、３．７％の過誤率であったという。障害を受けた患者の14％が死亡した。研究者たちの結論は、過誤の70％、つまり15万５、０００人の死亡は回避できたものであるという。

健康省当局は、現在、20の病院を対象に3年計画の国家研究にかかり、１２０万ポンドの予算請求を検討中であり、１万例の症例記録を精査し、これらの避けられた死亡がどのようにして生じたか、防ぐ方法は何か、正確に立証しようとしている。

オーストラリア人の5人に1人が薬と医療過誤により死亡（『英国医療雑誌』2000年11月11日）

ＢＭＪ（英国医療雑誌）は、ニュージーランドの国家食品協会代表で、ニュージーランド健康省傘下、医療過誤にアドヴァイスするワーキング・グループのメンバー、ロン・ローからメールを受け取った。それには、薬や医療過誤が原因の死亡に関する有益な情報が書かれていた。

オーストラリアとニュージーランドにおいて、医療過誤による死亡率、および、適正な診断と適正な医薬処方による死亡率も記してあった。それを読むと、米国だけがこの問題で孤立しているのではないことを思い出させた。

以下の統計と事実とを引用している。

オーストラリア政府当局のレポートが明らかにしているのは、オーストラリアの全死亡の11％は、病院の、回避可能な医療過誤が原因である。およそ、9人に1人にあたる。非公開の診療による避け得た死亡に、適正な診断、適正な処方、適正な投薬によっても生じた死亡を足し算すると、なんと19％に達する。5人に1人が病院で死んでいることになる。

ニュージーランドにおける数値もまったく同様である。

ロー氏は続ける。

「ニュージーランド第2の都市（クライストチャーチ）でも同数・同率が死んでいる。過去10年で見ても、オセアニア全体、またニュージーランド最大の都市オークランドでも同様である」

他の例。過去10年で西洋医学診療による死者は500万人（ヨーロッパ、米国、カナダ、オーストラリア、ニュージーランド）に達し、2,000万人が死んだり不治の障害を負ったりしている。まるで戦地にいるようなものではないか。

さらに別の例。これらの避け得た死亡による経済的インパクトは、およそ1兆ドルである。これらの死亡のうち、医療過誤と見なされて公の統計に記載されるのは、たった0・3％にすぎない、と彼は記している。

読んでいて、背筋がゾッとした人は少なくないだろう。

繰り返すが、これが私たちの住む世界の現実なのである。

次章では西洋医学の本拠地であるアメリカとイギリスで何が起こっているのか、詳しく解説していきたい。

それは、今、日本で起こっている「現実」でもある。医原病を積極的に報じながら自浄作用もなく崩壊しているアメリカと、報道すらせず隠蔽している日本では、どちらがマシなのだろうか?

いずれにせよ、絶望感しか湧いてこない。

第2章

〝人殺し〟西洋医学の惨状

病をマネーに換える錬金術

アメリカの医療技術は世界一、といわれている。技術だけを見れば確かにそうだろう。実際、日本の医療ドラマでは「アメリカ帰りの医者」＝「凄腕」というのが定番、テンプレになっていると、医療ドラママニアの本書担当編集氏も証言している。

医学教育もアメリカは世界の最先端を誇っている。日本の医師が大学6年間の教育で医師免許を取得するのに対して、アメリカで医師になるには、医者に必須の学問となる一般大学の予備学科を卒業して学士号取得後、医学校や医学部に再入学して4年間、医師となる勉強をする。日本より2年間長いのだ。

さらに、医学教育が骨抜き状態の日本と違い、厳格に専門医制度を運用している。西洋医学におけるドクターの質と技能は、間違いなく最高水準にあろう。

前章で詳しく紹介したが、それでも全米No.1の死因は「医原病」なのだ。教育も最高レベル、世界一の医療技術もある。それでなぜ年間78万人が「医療行為」によって亡くなるのか。明らかに矛盾した話で、話が整合するためには「西洋医学」自体が間違っているか、医療体制の運用がデタラメになっているか、のどちらかとなる。

西洋医学自体の問題は、次の章で検証する。ここでは運用そのものが「人を殺す」ように制度設計されてきた実態を見ていこう。

＊医療訴訟が「金を毟りとる医療」へと変質させた

最初に述べておくが、1950年代ごろまでアメリカの医療体制は、超大国アメリカに相応しく世界最高の医療体制を誇っていた。現在と違い、当時は別に人を殺す「悪魔の医療体制」ではなかった。後の章で述べるが、大麻禁止などの民間療法を排斥していた以外、制度自体は悪くなく、「人を救う」ように制度設計はされていた。とくに慈善団体による公営病院が医療体制を支えており、無保険者など貧しい人も安心して暮らせていた。

そう、今のアメリカの医療システム最大の問題は、人を救うための医療制度が「人から金を毟りとる」制度へと変質していることなのである。

そのきっかけは1970年代にあった。この時代から「医療訴訟」が激増するのだ。いわゆる「ambulance chaser（救急車の追跡者）」の登場である。アメリカ社会独特の契約概念と懲罰的損害賠償という考えでアメリカは「訴訟大国」化した。そのきっかけが、「医療訴訟」であったのだ。アンビュランス・チェイサーとは、職にあぶれた弁護士が救急車を見かけるたびに病院まで追いかけ、患者に「不当な医療行為で苦痛を受けたはずだ、医療訴訟をすれば必ず勝てる」と唆してきたことに由来する。ろくでもない弁護士という意味と思って間違いない。現在、アメリカにおける医療訴訟にかかる経費は、なんと年間10兆円にのぼっている（『産科と婦人科』2006年8号）。日本の医療費負担額は年間38兆円、その4分の1が医療と無関係なところで使われているのだ。これでまともな医療体制が維持できるほうが不思議だろう。

実際、カリフォルニア州では1975年、医療過誤訴訟による賠償支払額が18倍に増加、医療裁判保険を扱っていた保険会社が次々と倒産、もしくは撤退したために、保険に加入できなくなった医師や病院が医療行為をストップせざるをえない異常事態になった。1960年代の保険料が1975年には30倍まで跳ね上がったのだから、医療行為を続けるにはバカ高い保険料を治療費に上乗せするしかなくなる。それをすれば、今度は非営利病院で地域医療を支えてきた各自治体や慈善団体が予算不足に陥って維持できなくなる。地域の中核病院であった公営病院を売却するか、閉鎖するかしかなくなってしまったのだ。

これに「防衛医療」と「過剰医療」が追い打ちをかけた。

防衛医療とは、医者が裁判で負けないことだけを考えて治療すること。極端な話、盲腸（虫垂炎）の簡単な手術ですら「術後の疵の痕が最初に聞いていたより大きい」というだけで裁判に負けてしまうため、医者が「できない」「やりたくない」「責任が取れない」ので、他所の病院に行ってくれ」と拒否してしまうわけだ。もし、安楽死（尊厳死）が公的に認められたら、防衛医療が加速するアメリカでは成功率80％以上の手術でも、それをやらずに「安楽死」を薦めるようになるだろう。８年も医学部で勉強して、ようやく高給取りになった途端、簡単な手術ミスで「ドクター生命」を失う。そんなリスクを負うぐらいなら、堂々と、患者の生命を見捨てることを選ぶ。それが現在のアメリカの医療の実態なのだ。

西洋医学は戦場の医学として発展してきた結果、応急処置と外科手術に秀でている特徴がある。患者が緊急性を有する状況で、医療裁判が怖くて簡単で確実な手術すらしなくなったら、いったい、どこに西洋医学の存在価値があるというのだろうか。

ともあれ、いち早く処置が必要な時でも、裁判対策で無駄な検査をしつこく繰り返し、時間をかけて何度も何度も治療方針を患者と家族に伝え、水も漏らさぬ何十枚の書類で細かく同意を取る。これが「過剰医療」で、当たり前だが、不必要で無駄な検査を繰り返し、長ったらしい説明と何十枚の同意書作成とサイン（署名）の間に、当の患者は、どんどん病状を悪化させていく。病状が悪化すれば完治の見込みも下がるわけで、治りが悪くなれば、さらに過剰医療を続ける。ちゃっちゃと処置していれば、すぐに完治する病気を、わざわざ悪化させた挙句、本来、必要のなかった医薬品が大量消費されるのだ。

クスリは基本的に毒の一種である。たとえ安全性が高い薬でも使いすぎれば酷（ひど）い副作用が出る。何より、無意味に病状を悪化させているのだから体力だって落ちている。副作用だけでなく肺炎などの合併症のリスクも跳ね上がり、治療期間だって無意味に長引く。そうすれば再び防衛医療と過剰医療が延々と続く。

そう、患者が死ぬか、治療費を払えず自己破産するまで続くのだ。

医原病で78万人も亡くなるというのも納得がいく、というより、こういう状況に陥っているから、これだけの人が亡くなるのだ。

＊アメリカの医療は事実上、医者の「言い値」

本来、アメリカの医療体制は、ここまで酷くはなかった。それが「医療訴訟」という伝染病に罹(かか)った結果、アメリカの医療体制は「重病患者」となった。病気で身体がボロボロになってやせ衰えるように、そのやせ衰えた部分が「医原病」による死者であり、最低２００万人と想定されている医原病の被害者たちなのだ。

医療訴訟という病気は、過剰医療と防衛医療という症状をもたらす。それが医療費高騰と治療の長期化という疾病(しっぺい)となって、深刻な合併症となって現れている。

自由診療化、病院の株式会社化である。

何かあれば訴えられ、敗訴する状況下では、当然、腕のいい医者ほど「リスクリターン」

を求め出す。失敗すれば医療裁判で負けて身ぐるみ剝がされる危険な手術をしてほしいのならば、そのリスクに見合った金を払え、というわけだ。

通称「ブラックジャック現象」である。どんな病気も治すが、高額な治療費を要求する、そんなブラックジャック・スタイルが、アメリカでは当たり前であり、スタンダードなのだ。人の命を脅して金をせびるブラックなハイジャック、といったほうがいいか……。

その証拠にアメリカの医療費は、事実上、医者の「言い値」となっている。日本で言えば動物病院と代わらない、いや、銀座の高級寿司屋みたいなものか。最高の食材は「時価」、職人の「言い値」を黙って払うところまでよく似ている。

この自由診療化が加速した結果、各自治体や宗教団体、慈善団体が寄付や税金で賄う非営利目的の公的病院は、腕のいい医者を確保できなくなった。良い医者がいなければ、過剰医療と防衛医療はますます広まり、いずれは破綻することになる。

地域の中核病院を失えば、そのエリアに人が住みづらくなる。なんとか医療体制を維持するため、最後の手段として民間への売却が検討される。民間病院は利益が目的なのでセットで病院の株式会社化も進む。

ここで重要なのは、株式会社制度自体、破綻した公的病院を再建するためのアイディアであったことなのだ。莫大な初期コストのかかる病院設備や医師、医療従事者の雇用をファンド形式で資金調達する。そのエリアの地域住民、地元企業、名士、各種団体などが新病院の「株式」に出資、医療体制を維持するのが目的なのだ。きちんと運用すれば医療の再建につながり、たくさんの人を救える制度なのである。

現代の医療体制が「人殺し」化しているのは、この素晴らしいアイディアでさえ、「金儲け」を優先し、人の命を蔑ろにする連中が後を絶たないことなのだ。

＊「死の商人」となった2つの大手病院チェーン

いい例がアメリカ最大の病院チェーンだった「テネット」と「ＨＣＡ」である。

２００２年、テネット社は売上額1兆7、０００億円、利益1、２００億円、全米屈指の病院チェーンとなった。この数字を見て「超のつく優良企業、日本も見習うべき」と絶賛していた経済評論家は、病気になったらテネットで治療を受けてみたらいい。無事、退院して、それでも絶賛するなら聞く耳をもつ。あのキラー・ドクターのいる病院から無事に退院することができたならば。

そのくらいテネットは、アメリカ医療の暗部を象徴している。

テネットが躍進した背景には、１９８０年代以降、患者をきちんと治療しようとすればするほど病院経営が逼迫、良心的ないい病院ほど株式会社化して、資金調達をする状況が生まれたことに起因する。そこに目をつけたテネットは、まず競争相手の地域の中核病院にM&Aを仕掛け、買収する。病院を乗っ取るためではない。その病院を閉鎖させるのが目的なのだ。そうして改めて、その場所にテネット経営の病院を建設する。テネット経営の病院では不採算部門を次々と閉鎖、人件費も極限まで下げる。たとえば看護師ではなく看護助手という無資格者を雇ったりするわけだ。

医療の質を落としながら治療費は何倍にも値上げする。そのエリアに他に病院がない以上、地元の人に選択肢はなく、病院は満員御礼となる。これがテネットの高収益を支えた基本モデルなのである。

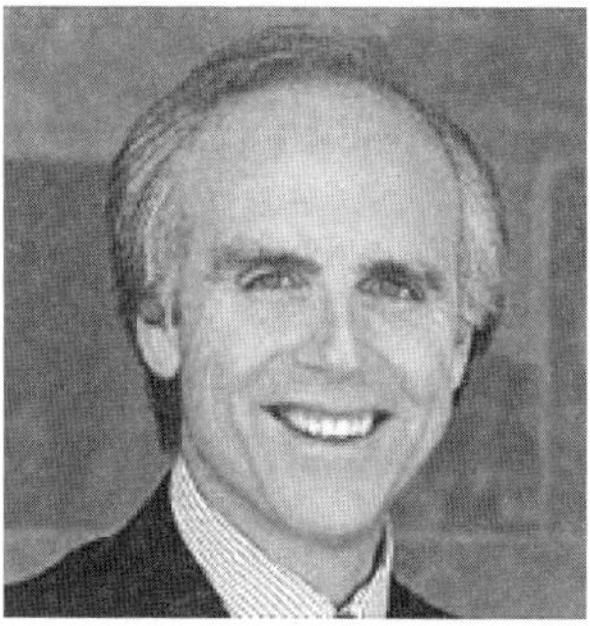

テネット社の創業者
ジェフリー・バーバコウ

ここまでなら「悪徳病院」「ハゲタカ病院」で済ませられるレベル（それでもひどい話だ）だが、テネットは、そんな甘いレベルにはなかった。なんと病院でありながら人の命を金に換金する「死の商人」となっていくのだ。

テネットの収益構造は、他の優良な病院を買収して潰し、新規に病院を建てる建設費が前提となっている。莫大な資金が必要となるのだ。そこでテネット創業者でCEOだったジェフリー・バーバコウは、病院ぐるみで不正請求を行ってきた。要するに偽計取引による「飛ばし」で架空の売上を計上、株を不正操作して調達資金にしてきたのだ。

それがバレそうになると、ついには、医者としての最低限のモラルまで捨て去り、悪魔に魂まで売り渡す。儲けを出すためにテネットチェーン病院で、病気でもなんでもない人に、どうでもいい手術を繰り返すようになったのである。

かくして「悪魔の病院チェーン」は、手術の必要がない数百人に冠動脈のバイパス手術をしたとして、FBIの強制捜査を受けて破綻した。悪が滅んだわけではない。FBIの捜査直前、ジェフリー・バーバコウは、あろうことかストックオプションで自社株を売りぬけ、まんまと1億2,000万ドル（約100億円）の巨大な利益を得ている。株主代表訴訟で返還を求められても知らぬ存ぜぬ、その資金力を背景に医療系ロビイストとなって暗躍、TPPで日本にアメリカ型医療を押し付けようとしている勢力の黒幕と目されているぐらいなのだ。

HCAもテネットに負けてはいなかった。ピーク時の2005年には売上2兆2,000億円と、テネットを凌ぐ巨大チェーンとなったHCAの問題は、設立した当初、評判も悪くなく、むしろ、良心的な病院チェーンだったことにある。良い評判で人気を集めれば、当然、テネットの目に留まり、買収の対象となる。先ほども説明したようにアメリカで良心的かつ健全に病院を経営すれば、すぐに利益率が下がって株価が低迷する。株が下がれば買収のリスクは高くなる。

ＨＣＡがテネットに買収されない唯一の手段は、たった一つしかなかった。敵以上に悪賢く稼ぎ、ライバルチェーンより不正請求や不正手術で売上を嵩上げし、テネットより高く自社株を上昇させて資金力を高める。テネットのビジネスモデルを導入することだ。

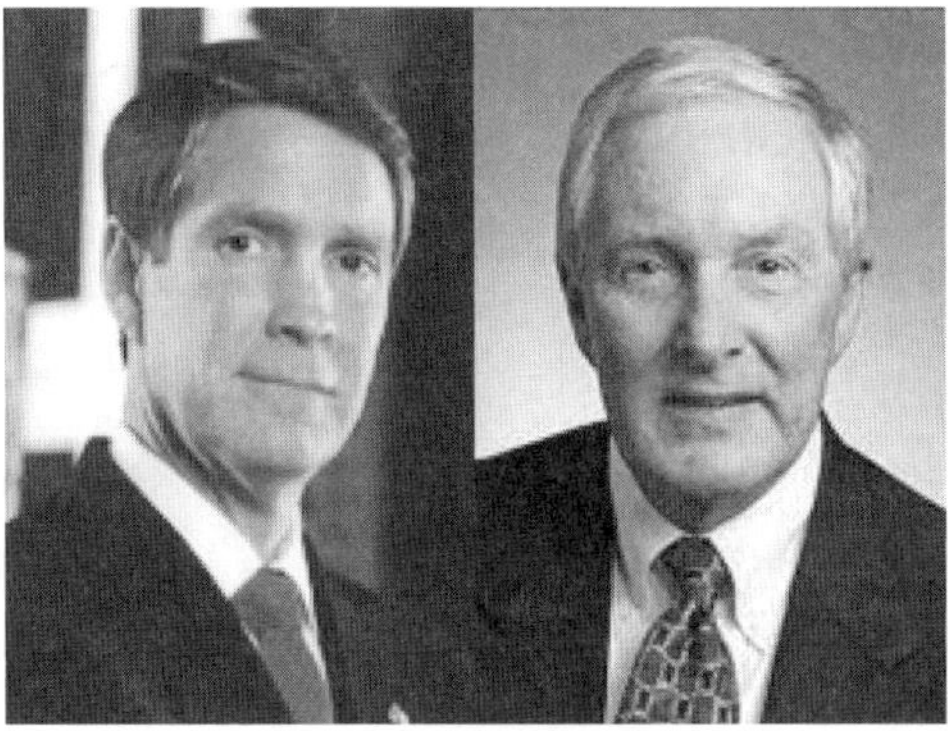

ビル・フリスト（左）と
その兄トマス・フリスト・ジュニア（右）

これが経済用語でいう「ヴァンパイア効果」である。吸血鬼に血を吸われたら吸われた人も吸血鬼になる。人の生き血を啜ってきたテネットとＨＣＡ、これほどヴァンパイア効果という用語がぴったりな事例は他にあるまい。

ＨＣＡは、テネットと激しく競合していた２０００年と２００２年、不正請求でアメリカ政府に９７０億円、１，０５０億円という巨額示談金を支払っている。すでに１９９０年代には患者の生き血を吸う立派な「ヴァンパイア」になっていたのだろう。

2005年6月、HCA株が暴落する直前、HCAを創設したトマス・フリスト・ジュニアは、バーバコウ同様、株を売り抜けてインサイダー取引の疑いをもたれた。ちなみに株暴落を予見できたのは、彼の弟（ビル・フリスト）が共和党の幹部だからという。

アメリカでの調査で、非営利病院が株式会社病院に変わると、平均死亡率が0・266から0・387へと50％も増加、逆に株式会社から非営利に変わった病院は、死亡率が下がっているという結果が出ている。入院費用も同様に8、379ドルが10、807ドルへと2割近くも上昇しているという。つまり、現状で株式会社化をすれば医療の質が落ちて死亡率が上がり、治療費も高くなっている。

病院の株式会社化は、それ自体、悪ではない。むしろ医療の充実の「特効薬」として考えられたアイディアだった。その特効薬を医療システム崩壊の「毒薬」に変えてしまう、ここにアメリカの医療システムの深い闇がある。

いや、現代医療システムに欠陥があるのだ。

＊黒幕は医薬品業界

いったん、話を整理しよう。

アメリカの医療システムは1950年代ぐらいまでは、きちんと「人を救う」ことが前提に制度設計されていた。国民皆保険制度こそなかったが、企業や各種団体の健康保険制度は充実しており、好景気に湧いていた当時、国民皆保険を求める声も小さかった。また、慈善団体による非営利病院で貧しい人も医療を受けることができた。

変質したのは、「医療訴訟」の多発が原因だった。正確に言えば、医療訴訟で医師や病院側が敗訴、アメリカ特有の懲罰的損害賠償で高額な賠償金を払わされ続けたことにあった。結果、医療裁判用の保険など経費が上昇、その上昇分は治療費の高騰につながり、保険組合などの公的機関が耐え切れなくなって次々と破綻、非営利病院の民営化が加速していく。その過程で巨大病院チェーンが登場、ヴァンパイア効果で医療が「人の命を救う」ことより「金儲け優先」へと切り替わる。

腕の良い医者は「ブラックジャック」化して自由診療に流れ、腕の悪い医者は過剰医療と防衛医療で汲々とする。過剰医療と防衛医療は不必要な診断や治療の増加につながり、治療費をさらに押し上げていく。医療費負担が増えれば民間や公的機関の医療保険料も上昇する。こうして高額な保険料と医療費に耐え切れなくなった結果、世界最強の超大国アメリカで全国民の6人に1人、4、600万人もの人が無保険状態となっていった。

この4、600万人の無保険状態というのが肝なのである。この4、600万人を作り出すために「まっとうな医療体制」が潰されたのだ。

では、誰が潰したのか？　それを考えるとすれば、誰ならば「潰せたのか」という視点で見れば、すぐに分かるだろう。それが可能な業界はひとつしかない。

アメリカの医薬品業界である。

21世紀現在、アメリカ産業界で、国際競争力を持つ工業製品は何か、と問えば、軍需やIT関連をイメージする人は多いだろう。しかし世界を圧倒している意味でいうならば、医薬品が断トツなのである。

そのシンボルが世界最大の製薬メーカー「ファイザー製薬」である。年間売上6兆円、うち純利益1兆円、なんと利益率17％というお化け企業こそが、アメリカ産業のボスなのである。他にも売上高3・5兆円で世界第3位の「メルク」など、上位トップテンのうち5社がランクイン、世界の医薬品市場80兆円（2006年）の約半分以上をアメリカ企業が叩き出している。アメリカは医療分野で、文字通り、最強なのである。

世界の半分の医療ビジネスを牛耳っていながら、なぜ年間78万人も医原病でなくなり、4、600万人が無保険状態になっているのか、不思議な気がしてこよう。

逆なのだ。アメリカが世界最強の医療ビジネスを展開しているために、これだけの人が亡くなり、これほど多くの人が、まっとうな医療を受けられなくなってしまったのだ。

詳しく説明していきたい。

アメリカの医薬品メーカーが躍進してきたのは新薬の開発スピードにある。世界のライバル企業に比べ、アメリカ企業は「治験（ちけん）」のスピードが圧倒的に速いのだ。アメリカでは新薬開発の臨床試験に協力する人が非常に多く、あっという間にデータが揃ってFDA（アメリカ食品医薬品局）の認可を受け、いち早く世界で販売を開始する。この開発スピードを支えているのが、そう、4､600万人の無保険者たちなのである。

構造は簡単だ。4､600万人にのぼる無保険状態の人が病気や怪我をした場合、当たり前だが、普通の病院では治療拒否を受けるし、正規の料金はバカ高い。なにせ医者の「言い値」なのだ。保険がなければ怖くて治療など受けられたものではあるまい。

アメリカでは救急車で運ばれてきた患者は必ず治療するという法律があって、ドラマでお馴染みの「ER」（エマージェンシー・レスキュー／救急外来）では治療を受けられる。しかし、「応急的な処置」が終われば治療途中だろうが病院から追い出されてしまう。治療用の薬すら処方してもらえないぐらいなのだ。

無保険状態の人が病院で医者に診察してもらうには、正真正銘、病状を悪化させてぶっ倒れるか、もしくは死にかけるしかないのが実情なのである。

マイケル・ムーアがアメリカの医療制度を痛烈に批判した映画『シッコ』で、不当逮捕に拷問など人権を無視した悪名高いグアンタナモ捕虜収容所を「怪我をした捕虜を無料で治療するなんて、アメリカ本土より人道的だ」と皮肉っていたが、無保険者からすれば皮肉どころか、本音といっていい。

そこまで追い詰められているから「治験」が効いてくる。

治験とは医薬品開発、新しい医療器具の実験、さらに新しい治療法を考案した医師の研究に協力することだ。医薬品メーカー、医療器具メーカー、大学医学部の研究チームに協力するなら、ちゃんとした病院で治療して、医療費をタダにして、内容によっては「協力謝礼」を支払ってやる、そう、病気で苦しんでいる人に「悪魔の囁き」をするわけだ。

悪魔の囁き、と書いた。あながち間違いではない。新薬開発、新器具開発、新治療法開発は、はっきりいえば「人体実験」だからである。

あるメーカーが新しい抗がん剤を開発していたとしよう。治験に持ち込むのは、動物実験が終わった段階で、人間にも効果があるかどうか、臨床実験を行い、フェイズ1とフェイズ2を経てFDAの認可を受けるというのが、一般的な新薬開発の流れとなる。

臨床試験と聞けば、これまでなかった未知の新薬を使って効果があるかどうかを試しているように思う人も多いだろう。治験でなければ病院で治療を受けられない無保険者にすれば拒否する選択肢は最初からないが、それでも「画期的な新薬を使える」となれば実験に協力したくなる。従来の薬で効果のなかった人ならば大喜びで協力するだろう。

しかし、現実は残酷だ。フェイズ1、フェイズ2の臨床実験は「治療」が目的ではない。単に「薬の使い方」のマニュアルを作っているだけなのだ。

人間に使って効果があるどうかは建前にすぎない。フェイズ1の実験目的は薬量の適正値を知ること。わかりやすく言えば、どのくらい薬を使うと「危険」なのか、患者の体を使って試すのである。最初は少量から始めて、どんどん投与量を増やし、「致死量」と「副作用で廃人になる量」を確認するのがフェイズ1なのである。

フェイズ1で使用薬量の目安、基準が判別すれば、次は実用化を想定した使用方法のマニュアル化に取り組む。治験者の数を大量に増やし、体重差、性差、年齢差、人種差、病状の度合い差など、あらゆるケースを想定しながら、その差による使用量を確認していく。これがフェイズ2なのだ。どこまでが「ヤバいか」、何をすれば「マズいか」、どれが危険信号なのか、ケースバイケースを把握するために医師たちは「危険」な領域にチャレンジする。

ヤバいかな、あ、まだ大丈夫か、じゃあ、もうちょっと増やすか、間隔はどうか？　連続使用回数は何回なんだろう……。

当然、このフェイズ2では、かなりの犠牲者が出る。抗がん剤のような強力な副作用を持つ薬の場合、軽く100人オーダーで死者が出る。

そして医薬品メーカーの臨床試験に協力した医師たちは、こういうのだ。

「今後、副作用で死者を出さないためには、このフェイズ2で、あらゆるリスクを潰す必要がある。尊い犠牲が医薬の未来を切り開く」、と。だが、その本音はこうだ。

「ビンボー人は、金持ちが使う薬のために命を差し出せ！」

＊なぜ4、600万人もの無保険者がいたのか

フェイズ2が終了すればFDA（食品医薬品局）の認可がおりる。

ここで読者に、ぜひ、知っておいてほしいのは「薬効」が認められて認可されたわけではないということだ。ぶっちゃけ、薬効ゼロでもフェイズ2が終わっていれば認可を受ける。

FDAの認可基準は、「安全」な使用方法が確認できているか、どうかだけなのだ。

FDAが認可すればメーカーは「新しい薬できたよ」と、大学病院などに研究を引き渡して、メーカーの依頼を受けたドクターの研究チームが、この新薬で最も効果的な使用方法を調べる。それがフェイズ3で、ここで初めて「治す」という概念が出てくる。それまでは副作用を確かめているにすぎないのだ。

もうお分かりだろう。

最も重要で最も危険なフェイズ2をクリアするには「人体実験」に喜んで参加する大量の「無保険者」が必須なのである。

断言していいが、この4、600万人という数字は決して偶然ではあるまい。アメリカメーカーが世界シェアの半分を牛耳り、新薬開発競争に勝ち抜くために必要不可欠な人数として弾きだした数字であろう。あまり知られていないが、薬効には人種差がある。モンゴロイド系の黄色人種、コーカソイド系の白人種、ニグロイド系の黒人種、さらに混血の度合いなど、同じ薬でも効果がまちまちなことがよくあるのだ。イギリスで認可を受けた薬が、日本人に対して同様の効果を持つとはかぎらないのだ。

だからこそアメリカのメーカーは強い。人種の坩堝（るつぼ）と呼ばれる国ゆえに、あらゆるタイプの人種が存在し、かつ、すべての階層や人種タイプに無保険者がいる。白人種だって「プアーホワイト」層はかなりの人数にのぼっている。アメリカ国民の6人に1人、4、600万人という巨大な分母ならば、あらゆるタイプの症例も確実に揃う。どんな医薬品開発にも対応できる。メーカーにしてみれば、巨大な「薬物開発牧場」なのである。

この強みを活かすべくアメリカ政府は、アメリカで認可を受けた医薬品を世界中で認可しろ、と圧力をかけている。これに呼応してアメリカの医薬品業界が提唱しているのが「EB

M」（エビデンス・ベースト・メディシン／実証的な医学）である。これは医薬品の使用に対して、きちんと科学的根拠に基づく実証をすべき、という考え方で、一見、悪くない考えに思えるだろう。しかし実態は違う。アメリカメーカーが推奨するEBMは、要するに治験の量をこれまで以上に増やし、あらゆるバリエーションで臨床試験を行って統計データで実証しないかぎり、正式な医薬品とは認めるべきでない、という主張なのである。

このEBMの厳格化は、アメリカ医薬品メーカーにとって、非常にメリットがある。新薬開発競争を研究ではなく、単なるコスト競争にしていけば、巨大企業が圧倒的に有利となる。中小メーカーは、事実上、新薬が開発できなくなるのだ。また、EBMの厳格適用で治験数が増えることは、アメリカのメーカーにとって実に都合がよい。治験数とスピード処理は、アメリカのメーカーが最も得意とする。そうして他社の医薬品を締め出すことに成功すれば、その分野の薬を独占できる。世界中の医療機関は、アメリカの巨大メーカーの医薬品を使うしか選択肢はなくなるのだ。そうなれば、あとはやりたい放題。開発コスト上昇分を薬価に上乗せ、世界中で独占販売してぼろ儲け、と。

アメリカは、まっとうな医療体制を潰し、巨大な医薬品メーカーを手に入れた。まっとうな国民の健康を差し出すことで世界の医薬品を支配することに成功したのだ。

「本末転倒」。そんな言葉が脳裏に浮かんでいる。

＊「良心的な医薬品メーカー」が存在できない仕組み

アメリカの医薬品業界は、巧妙かつ悪辣な陰謀を駆使して4、600万人もの無保険者を生み出し、その膨大な「実験用人間」で世界の医薬品を牛耳ってきた。

もっと恐ろしい話を紹介しよう。

驚かずに聞いてほしい。メーカーが開発した新薬は、まったく薬効がなくても、まったく構わないのである！

先にも述べたが、フェイズ2が終われば新薬はＦＤＡの正式認可を受け、メーカーは製造販売できるようになる。つまり、治験チームの医師たちが実地で使ってくれれば、メーカーの売上が伸びる。新薬を医師たちに使用させることなど、巨大メーカーにとっては造作もない。ちょっと「媚薬」を嗅がせればいい。事実、医薬品メーカーは研究費の名目で大学や病院にバンバン「賄賂」を提供している。

よく医薬品メーカーが、一つの新薬に何百億円の研究開発費を使うというが、なんてことはない。研究開発費を使って認可したばかりの薬を使用させているだけ。莫大な研究費は新薬販売の形でちゃんと戻ってくるようになっているのだ。

ファイザー製薬のようなメガグローバル企業は、莫大な研究開発費を使い、あらゆる医療機関に膨大な資金援助をしている。そんな子飼いの医者や病院で「新薬」は大量に使用され、消費される。そうすればプラシーボ効果ではないが、それなりに「薬効あり」というデータが揃ってくる。というか、揃うまで実験を続ければいいのだ。実はプラシーボの効果は6割と科学的に証明されている。思い込みしだいで免疫力や治癒力が高まるためで、「画期的な新薬ですよ」と、患者が信じることで、実際に効果が出ることは珍しい話ではないのだ。かくして、医薬品メーカーは新薬の独占販売でぼろ儲け。そのメーカーから賄賂をもらって医者も病院も懐は暖かくなる。まさにウイン－ウインだ。

そう、負けるのは患者だけだ。効きもしないどころか、無意味な副作用で苦しめられ、挙句、バカ高い治療費まで請求されるのだから。

患者を食い物に、いや、患者の生き血を啜って巨大な利権、集金装置となっているのが今のアメリカ医療システムなのである。

アメリカの医療システムに救いがないのは、たとえば薬効のある薬を安価に提供しようとする「良心的な医薬品メーカー」が存在できないところにある。そうしたメーカーが艱難辛苦の果てに画期的な新薬を開発すれば、100%、会社ごと買収されてしまう。画期的な新薬ほど、貧乏人の手に届かない超高級な医薬品となる。それを防ぐには良心を捨て、アコギに儲けるしかない。

どこかで聞いた話だろう。例のヴァンパイア効果である。良心的なメーカーは悪辣なメーカーへと鞍替(くらが)えするしか、生き残るすべがないのだ。

悪貨は良貨を駆逐する。良い物は、どんどん、悪い物へと取って代わられる。このグレシャムの法則の生きた見本が「医薬品」の世界なのだ。事実、30年前に比べて、21世紀の医薬品は、進歩、発展しているどころか、ものすごい勢いで劣化している。それなりに、いい新薬が開発されているように思うかもしれないが、ごく一部であって、しかも薬効に対して薬価が高すぎる。コストパフォーマンスが最悪なのである。

本来、医薬品の分野は西洋医学の粋(すい)であり、東洋医学など、他の医学に対するアドバンテージになってきた。その中核が、すでに腐り果てているのだ。

バラク・オバマ大統領は、この無保険者の状態を打開しようと、2010年、国民皆保険である医療保険改革法を成立させた。通称「オバマケア」である。

ところが、これもアメリカ医薬品業界によって、完全に骨抜きにされている。事実、26州が連邦政府を訴え、2011年にはフロリダ州で「違憲判決」がくだされた。完全施行予定の2014年までに保険制度の実効性が疑問視されるぐらいなのだ。当然であろう。この制度ができればアメリカの医薬品メーカーは、せっかく作った「実験牧場」を失いかねない。

何が何でも骨抜きにしようと、あの手この手を使う。そのロビー活動やプロパガンダ経費を回収しようと、今後ますます、ろくでもない自称「医薬品」によって、たくさんの人が命を縮めることになろう。

検証すればするほど「医原病の死者」が年間78万人という数字は間違っている気がする。自ら殺した「殺人」が78万人であって、死んでも構わないという「未必の故意」を含めれば、軽く100万オーダーになるだろう。

アメリカの医療は、アメリカ人、いや、日本を含めた世界中の人々の死に、深く濃く関わっている。

法に触れない大量殺人を犯しているのだ。

＊「ゆりかごから墓場まで」が崩壊したイギリス

アメリカ医療の腐敗と堕落は、あくまでも特殊なケース、アメリカ社会の独自性によって悪い方向へと歪められてきた。確かにそういう側面はあろう。

事実、日本のメディアも無保険者を大量に生み出し、自由診療化が進みすぎているアメリカ医療体制のことは批判的に報じてきた。その代わり、日本も見習うべきと絶賛してきたのが、北欧を中心とするヨーロッパの医療制度、社会保障制度であろう。

周知の通り、ヨーロッパ諸国の多くは国民ならば誰でも格安（もしくは無料）で診断してもらえる高福祉社会といわれている。

その欧州型医療制度のモデルがイギリスの医療制度NHS「ナショナル・ヘルス・サービス／国民保健サービス」だった。

NHSを知らなくとも「ゆりかごから墓場まで」という言葉は知っているだろう。第2次世界大戦終結後の1948年、フェビアン協会のウィリアム・ヘンリー・ベヴァリッジが提唱してきた構想を当時の労働党政権が導入した。NHSは、簡単にいえば医療費をすべて税金で賄う（まかなう）制度。日本も含め、ヨーロッパ諸国の多くは、国民なら誰でも加入できる社会保険（国民皆保険）で医療費の低減を実現してきた。まあ、税金ではなく社会保険料を支払うか、税負担を上げて税金で無料化にするかの違いでしかないのだが、社会保険制度ではどうしても貧困層に無加入者が発生する。その点、全額税負担ならば確実に誰もが医療を受けることができる。文字通り、生まれてから死ぬまでのすべての医療を国家が保証する。しかも正規で入国した外国人留学生や就労者にも適用される。

NHSを導入した当時、世界中から絶賛されたのは当然であろう。

それだけでなく制度設計も実に革新的かつ合理性に富んでいた。

まず、2、000人から3、000人の人口で区分したエリアに一人のGP（ゼネラル・プラクティショナー／General Practitioner）と呼ばれる「登録医」と小規模医療施設を配置する。ホームドクター「家庭医」、日本では「かかりつけ医」と呼ぶような、近所にある町医者のような存在だ。区分されたエリア内の人は、各GPに個別登録すると「国民健康サービス」（NHS）を受けられるようになる。

システムは、こうだ。病気や怪我をした場合、まず、このGPに行けば、無料で診療を受けることができる。複雑な検査や高度な治療、手術が必要な重度の病気や怪我の場合、GPの判断で高度な施設の整った大学病院や地域の中核病院を紹介してもらう。そのケースでも、当然、治療費は無料となる。

大学病院や中核病院など高度な医療機関は、高価な医療設備を揃え、高度な訓練を受けた医療スタッフを高給で集めている。日本でも社会問題となったが、医療保険で診察料が同じ値段になると、「せっかく診てもらうなら大きな病院で」と、風邪や腹痛などの軽度な病気でも患者が殺到しやすい。その結果、難しい治療に対応するための施設やスタッフが無駄に浪費され、高度な医療を必要とする患者への対応ができなくなる。コストパフォーマンスが悪くなれば、ひいては公的負担の増加にもつながる。

日本も、近年、GPにならって「かかりつけ医」制度を導入、大きな病院は救急外来以外、ほぼ「一見（いちげん）さんお断り」状態となっている。地元の「かかりつけ医」の紹介状がなければ、なかなか診察を受けることができないのだ。最初は近所の開業医で診察を受け、その病院や診療所で治療できないと判断された場合のみ、検査データや診断カルテを揃えた「紹介状」を渡されて初めて大きな病院で治療を受けるようにシステムが変更されている。これは近所の開業医を守ることで医療アクセスを確保し、高度医療機関を効率的に運用することで国庫負担を減らす「医療のハイローミックス（High-Low Mix）」である。

イギリスでは、日本の半世紀以上早く医療のハイローミックスによる効率活用を取り入れていたわけで、ＮＨＳ「国民健康サービス」が「最高の医療体制」として、世界中から絶賛されたのも無理はなかろう。

そう、医療体制としては、このＮＨＳはパーフェクトに近い。

かつて世界が絶賛したイギリス医療は、今、どうなっているのか、ご存じだろうか？

「イギリス料理より酷いシロモノ」

あのプライドの高いイギリス人が、そういって嘆くほど荒廃しているのである。

イギリスの医者の酷さは、今やイギリス国民の定番ネタ。医者の悪口を語り合うサイトやブログが山のようにあるので、その中からいくつかピックアップしてみよう。

「イギリス人の医者は、聴診器を持っているが使い方を知らない。注射器もあるが薬剤が入っているのを見たことない。きっと彼らは医療機器コレクターなのだろう」

「一度、カルテや処方箋を書くと平然と100人に使い回す。だから名前の違う処方箋をもらっても心配するな、どうせ中身は一緒だ。しかも役に立つ中身でもない」

「どんな忙しい時でもティータイムをするのがイギリス紳士の嗜み、急患が飛び込んできても平然と定時で帰宅するのがイギリス人医師の嗜み」

「現在、心臓バイパス手術で13年待機中。手術が先か、心臓が止まるのが先か、デットヒートの真っ最中。ちなみに、この勝負、ブックメーカーは賭け不成立といっている」

「珍しく薬が処方された。飲むべきか、飲まざるべきか。それが問題だ」

「名医に当たるのは、宝くじに当たるようなもの。つまり宝くじを当てて外国で治療するほうが確実である」

「イラクに行けば銃弾が飛んでくるが、病気や怪我をすれば治療してもらえる。ロンドンは銃弾こそ飛んでこないが軽い病気や怪我で命にかかわる。どっちが安全なんだ？」

「ヴァージン（イギリスの航空会社）に乗ったとき、機内で急患が出てアナウンスが流れた。『ドクターはいませんか？　イギリス人以外の』」

いやはや、思わず笑ってしまうが、直後に背筋が冷たくなってくる。ここまで酷いのか、と驚いた人も多いだろう。残念ながら、これが「世界最高」の理想の医療体制の現状、いや、惨状なのである。

なぜ、こんなことになっているのか。

実は、理想的、完璧な医療体制と思われてきたＮＨＳ「国民健康サービス」には、重大な欠陥があったからなのだ。

その欠陥とは、さほど難しい話ではない。さっきも説明したが、ＮＨＳでは登録医の診断を受け、重い病気や怪我の場合、登録医の紹介で高度な医療を担当する大学病院や中核病院へと転院する。ところが、登録医の紹介状がない場合、自由診療、つまり、大病院は「言い値」で医療費を請求できるのだ。ＮＨＳは、一種の「国民皆保険」。登録医の診断を受けないことはイコールＮＨＳ（保険）を利用しないことを意味する。制度のサービス外だから、病院側は好きなだけ治療費を請求できるのだ。

大病院側にすれば、ＮＨＳの患者と、ＮＨＳ外の患者のどちらに来てほしいか、説明するまでもあるまい。ＮＨＳ適用者は原則無料。しかも保険点数などで厳格に医療費が決められている。この制度が導入された１９４８年以降、イギリスは長引く不況で経済が悪化、財政は火の車になってきた。当然、ＮＨＳへの公的負担は下がり続ける。その一方で医療設備やスタッフの給料、医薬品は、どんどん上昇していった。

簡単な計算だろう。高度医療機関は、その医療設備を維持するためにＮＨＳ適用患者を限界まで減らして、非適用患者を増やすしかなくなるのである。政府側としても「患者をもっと受け入れろ」といえば「公的援助を増やせ」と迫られるだけに黙認せざるをえない。

何度かＮＨＳは「完璧な医療体制」と書いてきたが、完璧どころか、最悪の医療制度に対する「皮肉」を込めていた。どのくらい悪質な制度であったのか、説明しよう。

ＮＨＳ非適用患者を増やすには、ＧＰ「登録医」が患者に高度医療機関を極力、紹介しないことが前提となる。つまり、逆ノルマが発生するのだ。おそらく年間で何人まで、といった形でＧＰ「登録医」に圧力がかかったのだろう。ＧＰは、基本、若手の医師が多い。ＧＰで経験を積み、中核病院へと転籍するのが「出世コース」である以上、彼らも逆らえないのである。

もちろん、志の高いドクターもいただろう。だが、ＧＰの医療設備は診療所に毛の生えたようなもの。やれることは限りがある。助けたくても助けられない状況が続けば、志の高い人ほど絶望して、やる気もなくなる。さっきのジョーク集に出てくるイギリス人ドクターは、イギリスの医療の「現実」に理想を押し潰された犠牲者でもあるのだ。

事実、イギリスの医療に絶望した前途有望なイギリス人若手医師たちは、こぞってアメリカやヨーロッパの病院に移籍している。1995年には、イギリス国内の新規登録医師数は1万1、000人、それが2000年になると8、700人まで激減しているのだ。日本に限らず医師不足は、どこの国でも深刻とメディアが大騒ぎしているのだから、増えることはあっても減るはずはない。頭脳流出しているのだ。

GPがやる気を失い、腐敗堕落していけば、多少、生活に余裕のある中産階級はGP制度を諦め、生活を切り詰めてもNHS非適用で高額な治療費を払う選択をする。厳格な階級社会のイギリスで、その支配階層である貴族や富裕層にしてみれば、高度な医療機関が自由診療でも構わないだろう。むしろ、移民や有色人種、労働者階級のビンボー人がいなくて快適、いつでも最高のサービスが受けられると、喜んでいるぐらいだろう。

実は、事態の深刻さは、それどころの話ではないのだ。前半で触れたアメリカとまったく同じ事態、そう、すでに貧困層の「実験動物牧場」も始まっているのだ。

＊西洋医学という「人を殺す」医療体制

かつての大英帝国も第2次世界大戦後、急速に経済力が劣化していった。それでも数少ない国際競争力を持った産業が「医薬品」なのだ。

世界第6位のグラクソ・スミスクライン（3兆4、000億円）、世界第7位のアストラゼネカ（3兆2、000億円）で、グラクソ・スミスクラインは抗インフルエンザ薬の「リレンザ」が有名で、ファイザーが合併によって巨大化するまでは、世界一の医薬品メーカーだった。またアストラゼネカは、ICI（インペリアル・ケミカル・インダストリーズ社）の医薬品部門が母体となっている。このICIは、本書の後半で登場する旧ナチス・ドイツの中核企業だったIG・ファルベル（ドイツ）に対抗するため、大英帝国の威信をかけてバックアップした重化学工業兼軍需企業である。つまり、この2社は、単なるイギリスに本社を持つ巨大なグローバル企業というより大英帝国の「プライド」そのものなのだ。

もうお分かりだろう。イギリスはだいたい年間約20兆円の医療費を国庫で負担している。その20兆円は、つまり、この2社を巨大化していくための「食料」でしかなかったのだ。当然、NHSで処方される薬は、この2社の製品。値段は言い値で政府が買い取る。治療に必要かどうか、効果があるなしも関係なく、売上に貢献することが優先されてきたのである。また、アメリカのケース同様、貧困層を新薬開発の「治験」の臨床実験に参加させるには、GPでまともな医療を受けられないことが必須となる。イギリスもアメリカ同様、アフリカやアジアの移民が急増しているので、治験にはうってつけ。穿（うが）った見方をすれば、もともとNHSはグラクソ・スミスクラインとアストラゼネカを世界企業にするために制度設計していたと疑いたくなってくる。いや、結果だけみれば、あながち間違いでもないだろう。

アメリカとイギリスでは医療体制について、まったく違う考えをしてきた。アメリカ人は、医療制度に対して、国家は最低限の国庫負担にとどめ、その分、きちんと税率を下げる。安くなった税金分で、あとは自分たちで「やりくり」するという考えを持っている。逆にイギリスは税金が高くなっても「ゆりかごから墓場まで」政府が責任をもって面倒を見るという選択をした。制度も運用も、文字通り、正反対だった。

にも拘らず、最後に辿り着くのは「医療荒廃」と「貧困層の実験動物牧場化」、そして莫大な数の「医原病」の死者なのだ。どう考えても不自然だろう。

いや、両者に共通することが一つだけあった。

……西洋医学である。

第2次世界大戦後、アメリカはドイツから西洋医学の盟主の座を譲り受け、イギリスは西洋医学をベースにしたヨーロッパ型医療体制のモデルとなっていた。つまり、西洋医学を「世界の医学」として広め、「標準医療」にしたのが、アメリカとイギリスなのである。

そこから導き出される結論もまた、一つだろう。

西洋医学そのものに「構造的な欠陥」がある。

言い換えれば、西洋医学を国民の医療体制にしているかぎり、日本だろうが、イギリス以外のヨーロッパ諸国だろうが、どんな国や地域でも、必ずアメリカやイギリスで起こった悲劇、大量殺人が起こることを意味している。この恐るべき「現実」は、早いか遅いか、あるいは気づいているか気づいていないか。それだけの話となっている。

章の最後に、もう一度、繰り返しておく。
西洋医学は放っておくと必ず「人を殺す」医療体制となる。
早急に対処すべきなのだ。
あなたが殺される前に、である。

第3章

医療ギルドの成立

戦場の医学がつくった西洋医療体制

＊戦場医学としての西洋医学

ここで西洋医学について、整理しておきたい。

西洋医学とは何か。そう問えば、15世紀以降、ヨーロッパ＝西洋で発展した科学的医療と答える人は多いだろう。歴史に詳しい人ならば、その起源を古代ギリシャのヒポクラテス学派まで遡って最も古い学問の一つというかもしれない。実際、日本を含め世界中の医療機関は、古代ギリシャの癒しと医療の神「アスクレピオス」が持つ、杖に巻きついた蛇「アスクレピオスの杖」の紋章を医学部、医療施設、救急車に飾っている。

間違いではないが、本質でもない。

現在の西洋医学を一言で表すとすれば「戦場医学」、積極的治療医学の総合体系というのが正しいだろう。

戦場の医学とは、戦傷兵のすみやかな治療方法、過酷な環境で蔓延しやすい疫病、感染症の対策、安定した薬草の保存方法。この対処を最優先にした医術体系となる。外科技術、衛生概念、そして医薬品製造技術を極限まで推し進めた医学、医術と思えばいい。

要するに「軍事技術」の一つなのだ。

優れた兵器や鍛えられた兵士が戦争に不可欠なように、戦争に適した医療技術もまた、軍事国家にはなくてはならない重要なファクターであった。当然、戦時下の国家は、医療技術を高めるべく金も人も惜しみなく注ぎ込んでいく。戦場には放っておけば死んでいくしかない傷病兵がたくさんいる。医師たち（軍医）は危険を承知であらゆる外科処置を施す。そうした冒険的な医術の結果、次々と画期的な術式が生まれる。また、軍事行動にとって感染症や疫病は天敵、消毒方法や衛生学、栄養に関する知識も高まる。

とりわけ発達するのが医薬品であろう。日常的に使う薬草は生薬である。薬効にはバラつきがあり、保存にも問題があった。湿気で腐ったり、変質したりすることも多い。この薬効を安定させ、保存を容易にし、なおかつ、供給量を上げる。そのため薬草から薬効成分を特定して化学合成をする。これが現代まで続く西洋医学の医薬品なのである。

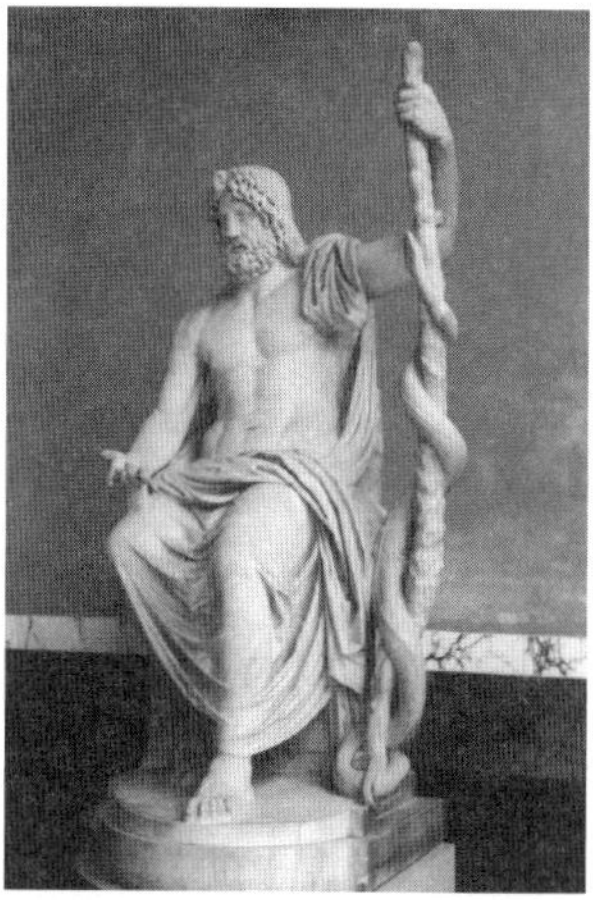

杖をつくアスクレピオス

こうした西洋医学から、素晴らしい成果が次々と生まれる。

天然痘予防に成功したエドワード・ジェンナーの種痘である。18世紀、種痘から始まった伝染病の予防接種は、19世紀末、日本人医学者の北里柴三郎による破傷風の血清療法を経て、ワクチン医学として発展。疫病や伝染病の予防や治療に多大な貢献をしてきた。

西洋医学の最大の成果といえば、なんといっても「抗生物質」の発見、大量生産だろう。感染症対策として研究開発の末に誕生した抗生物質「ペニシリン」である。ペニシリンは、「第2次世界大戦最大の成果であり、連合国を勝利に導いた最大の兵器」と評価されているように、高性能化した兵器による兵士や民間人への被害拡大に対処するための「軍事物資」として開発されたものだ。1929年、ドイツ系ユダヤ人でイギリスに亡命したアレクサンダー・フレミングが発見、前章で紹介した大英帝国の基幹産業「ICI」(インペリアル・ケミカル・インダストリーズ社)が、第2次世界大戦の最も激化していた1942年、大量生産化に成功した。ペニシリンは戦争によって生み出され、そして戦争によって傷ついた兵士、民間人を多く救った。敗戦直後の日本で最も感謝されていたのがアメリカ軍によるペニシリンの配給といわれているぐらいなのだ。

優れた外科手術を含めて、西洋医学がもたらした医療技術、医療知識が、どれだけ多くの人々を救ってきたのか、今更、説明するまでもあるまい。西洋医学は人類が誇るべき素晴らしい「学問体系」のひとつであろう。

否定しているのは、あくまでも西洋医学に基づく独裁的な「医療体制」であって、決して西洋医学の技術や知識ではない。そこは、きちんと区別して読んでいってほしい。

＊採算度外視の戦場医学が採算重視で平和時も支配した

西洋医学の本質は「戦場医学」にあった。ヨーロッパで戦乱や戦争が何世紀にも渡って継続してきた結果、ヨーロッパで発展することになった。

事実、「戦場医学」そのものは、歴史上、いたるところで発展している。

たとえば日本では戦国時代にかけて「僧医」が登場した。死者を弔(とむら)うために従軍していた僧侶が自然と治療を担うようになったものといわれている。日本はヨーロッパと違い、17世紀初頭、国内の戦乱が終結、19世紀末までの約250年間、平和な時代となった。そのため戦国時代、僧医が中心となって発展していた戦場医学は廃れてしまった。徳川体制があっけなく崩壊して内乱が続くなり、あるいは徳川政権がヨーロッパ諸国のように積極的な対外進出を行っていれば、日本にも西洋医学同様の戦場医学が発展していたことだろう。

中東ではイスラム帝国発展期に麻酔による外科技術が発達した。生贄(いけにえ)の儀式のために奴隷獲得戦争を繰り返してきた中南米のインカ帝国やマヤ帝国では、開頭手術を施したミイラが多数、見つかっている。穴を開けた骨が成長していることから、術後も長生きしたのだろう。かなり高度な外科技術があったのだ。中国でも3世紀の三国志時代、医術師の華陀(かだ)が、すでに麻酔による開腹手術や火傷した皮膚の移植手術を行ったと文献に残っている。

しかし、これらの医術は、すべて途絶えている。戦場医学は、当たり前だが、平和な時代になると廃れてしまうものだからである。

そもそも「軍事技術」は、いつの時代でも金食い虫で、国家の存亡をかけて莫大な予算と人材をつぎ込んで必死に開発していたものでも、平和になれば簡単に技術が断絶する。いわゆるロストテクノロジーとなることが多いのだ。

たとえばアメリカはスペースシャトルを廃止した途端、有人宇宙飛行ができなくなっている。実はアポロ時代まで使っていた地球帰還用の宇宙船技術、地上落下用のパラシュートを折りたためる職人がいなくなったためなのだ。この手の特殊な技術は、ごく少数の職人によって支えられていることが多く、いったん、技術が断絶して後進の育成が途絶えると、やり方や手法などの知識が残っていても復元できなくなってしまうのだ。

その意味で言えば、西洋医学は軍事技術ながら、16世紀以降、ほとんど断絶することなく継続して発展してきた、歴史的にも稀有(けう)な例なのだ。非常にハイレベルな医療体系まで継続してきたことが、人類に多大な恩恵を与えることになったのである。

それでも、いや、だからこそ、私たちは、こう問わなければならない。

「確かに戦争は、今現在、世界中で起こっている。だが、アメリカ、イギリス、日本、少なくとも先進国の多くは、半世紀以上、国内が戦場になったことはない。なのに、どうして戦場医学である西洋医学だけで、国内の医療体制を作っているのか」、と。

しつこいようだが、西洋医学が戦場医学として発展してきた以上、もともとコスト度外視の「医療」といっていい。それでも銃弾が飛び交う戦場や、雨のように砲弾が降ってくる戦地の都市では、西洋医学による医療は不可欠だろう。どんなに医者がいても多すぎることはないし、腐らせるほど医薬品があっても構うまい。

しかし戦争が終わって平和になれば、西洋医学の医師や医薬品もそこまで必要はなくなる。西洋医学の特徴とメリットは「即効性」にある。すぐに効き、すぐに治る。確かに戦場ならば採算度外視でも即効性のある治療を優先する。副作用の懸念があろうが効果の強い医薬品をばんばん使用するだろう。時間をかけてじっくり治す療法を選べば治る病気でも、腹をかっさばいて患部をごっそりと切除するほうを選ぶだろう。手足を切断しようが、多少の不具者になろうが、戦争継続には、そのほうが有益だからである。戦争とは、良くも悪くも狂気の世界であり、軍事技術として発展した西洋医学もまた、狂気をはらんだ特殊な「医療技術体系」ということを忘れてはならない。

もちろん事故や怪我は一定数、存在する以上、平和な時代でも西洋医学の需要はある。しかし、せいぜい3割から4割程度あれば十分なのだ。言い換えれば、残り6割から7割は、西洋医学のエキスパートでなくてもいいはずなのだ。

ところが現実は、どうだ。すべての医療行為は「西洋医学」の傘下(さんか)に組み込まれ、西洋医学の価値観、考え方のみが「正しい」、それ以外は「非科学的」で「野蛮」、間違っているとされている。伝統的な民間療法は否定され、一方で民間療法が築いてきた効果的な治療方法は、西洋医学に取り込まれ、歪められた形でしか、提供されなくなっている。わかりやすく言えば、火傷をしてアロエの樹液を塗るのは「危険」で間違っているが、アロエのエキスを抽出して化学合成した医薬品を患部に塗るのは「科学的に安全と実証されている」ので正しい、というわけだ。適度な日光浴で体内にビタミン物質を作るのは「危険な行為」であり、医師がコントロールして日焼けサロンに通うか、ＦＤＡが認可した巨大製薬メーカーのサプリメントを医師の指導で飲むべきというわけだ。自然療法を勧めるのは、人の命を危険にさらす違法行為であり、犯罪者、そう決めつけてくる。事実、アメリカではそうなっている。

百歩譲って、それで安全かつ安価に医療体制が維持できているなら、文句はいうまい。

しかし、前章までに述べてきたように、その医療体制でたくさんの人が命を奪われ、安全を脅かされ、傷ついているのだ。

だからこそ、こう提案したい。

「西洋医学オンリーの医療体制から脱却し、民間療法などを含めたバランスの良い総合的な医療体制に変える必要がある」、と。

しかも、その答えは日本にあるのだ。

今の西洋医学体制どっぷりの日本ではない。江戸時代の日本である。西洋医学と東洋医学、民間療法をバランスよく体系化した最高の医療体制を実現してきた、かつての日本。その事実を日本人はあまりにも知らなすぎる。

＊江戸の健康水準は世界一だった

日本は、17世紀の江戸時代以降、約２５０年の長い平和な時代を迎えた。

当時の江戸、今の東京は、10万規模の都市から、18世紀半ばには１００万人を超える大都市となる。わずか1世紀で世界最大の人口を誇るほど繁栄した。

江戸は、古代ローマや19世紀のロンドンやパリのように、外国の富を奪い続けて繁栄したわけでもなく、ごく少数の支配階級に大多数の流民、貧民で成り立っていたわけでもなかった。実際、江戸の特徴は町人文化で識字率は驚くことに7割に達していた。浮世絵や歌舞伎などの娯楽が発展するほど治安もよかった。

ここから導き出される答えは、「江戸の人々は元気だった」ということだろう。元気とは健康だったという意味で、少なくとも頻繁に疫病が蔓延したり、いい加減な衛生環境だったり、少しでも病気になるとバタバタ死んでしまうこともなかった。この時代としては世界最高の医療体制が備わっていた可能性は高いのだ。

もちろん、加速度的に戦場医学を進歩させているヨーロッパ諸国と比べれば、江戸の医療技術は遅れていた。実際、江戸時代、貿易制限していた日本はヨーロッパの先進的科学技術を、オランダから学んでいた。この時代、ヨーロッパはニュートン力学に代表される近代科学の黎明期に当たるが、そのなかで日本人が最も重要視したのが医学分野だった。「蘭学」が西洋医学の代名詞となっているのが、何よりの証拠だろう。当時の日本で最も学ぶべき価値があり、早急に導入したい先進技術は「医療」が断トツだったのである。そのくらいレベル差があったわけだ。

しかし、遅れているのは医療の「技術水準」であって、「健康水準」ではなかった。都市の人間が健康かどうか、という面では江戸はヨーロッパの大都市に比べて、はるかに程度が高かった。そうでなければ事実上の鎖国状態で外国から富や食料が無尽蔵に流れ込まない状況下、豊かな町人文化が花開く「100万都市」にはなりえないからである。

その江戸の医療体制は、いったい、どんなものだったか。

複合型医療体制といっていいだろう。医療従事者が多重構造になっているのが特徴だ。

まず軽い病気や怪我は伝承療法が用いられる。わかりやすく言えば「おばあちゃんの知恵袋」。その土地や場所に古くから伝わる民間療法である。

民間療法や伝承療法を侮ってはいけない。長く伝承されるのは、それだけ必要な知識で「効果」がある証拠だからだ。

出版社から渡された資料の一つに、荒川弘という人気漫画家のマンガエッセイ『百姓貴族2』（ウィングス・コミックス）があった。荒川弘氏は大ヒットした『鋼の錬金術師』という作品の著者らしいので知っている人も多いだろう。この人は北海道の開拓農民、屯田兵の係累で実家は大きな農園を営んでいるという。そのエッセイのなかで、荒川氏の実妹が小学生のとき、農作業の手伝い中に農具で指を2本、切断して皮一枚でつながっているだけの大怪我をしたという。当然、妹さんは「病院に連れて行って」と泣き叫んだ。ところが父親は妹を病院には連れて行かなかった。「病院に行っても、どうせダメだと切断されるか、うまくくっついたとしても神経がつながらず動かなくなる。こういうときは、屯田兵秘伝の治療法が一番だ」と、切断面に自家製のナタネ油とヨモギの粉末をまぶしてしっかりと固定、雑菌が繁殖しないよう傷口の周囲に木炭の粉をつけて清潔な布で包帯をして、「これでくっつく」と語ったという。あとは毎日2、3回、傷口の洗浄をして同じ治療を続けたところ、妹さんの指は見事に完治してまったく後遺症もなかったという。おそらく1980年代ごろの話だと思うが、今の時代、こんな自家療法を実の娘にしていたとなれば、この父親、児童虐待で逮捕されたことだろう。実際、出版社が「絶対に真似をしないで、怪我をしたときはすぐに病院に行ってください」と注意書きをしていた。

しかし荒川氏は、この治療法は、父親も自ら試して指を治療した経験があること、屯田兵時代から数十年来、最も有効的な治療法として伝わっていたこと、怪我をした妹も病院の治療より伝統療法を信用して受け入れ、この行為が正しかったと反論している。

民間療法には、土地や職業にあった有効な治療方法が経験に基づいて伝承されている。それを無視して、安易に医者に頼ると、却って悪化させたり、完治が遅れたりすることも多いのだ。

民間療法には、もちろん、薬草学も含まれる。江戸時代の日本は、庶民向けのエロ本（春画）まで印刷物として販売されていたぐらい写本と印刷が発展していた。幕府や各藩は、薬草の見分け方、効用、栽培方法、病状ごとの使用方法など事細かに書いた本を配布したり、販売したりしていた。水戸黄門でお馴染みの水戸光圀（みつくに）は、この薬草本を世に送り出したことで、日本人から愛されてきたぐらいなのだ。当然、薬草の知識が広く普及していれば、軽い怪我や病気への対応は、小さな村でも、十分できただろう。

＊完成度が高かった江戸の混合医療

おばあちゃんの知恵袋、伝承療法で対応できない怪我や病気の場合、江戸の庶民が頼っていたのが、鍼灸あん摩、いわゆる鍼治療やお灸、あん摩（マッサージ）である。

鍼灸は慢性的な疾患に向いている。前述したように、戦場でなければ、慢性疾患を即座に治す必要はなく、日常生活を営めれば病気と長く付き合いながら治療していくことになる。鍼治療は専門職だが、お灸は薬草同様に書物が普及していた。庶民にとって、最も安上がりな医療行為でもあったのだ。

怪我の場合、頼りになるのは骨接ぎ、整体師だ。こちらは柔道、当時でいえば柔術家が兼業することが多かった。柔術は、戦国時代の「組み打ち武術」が起源で、稽古中は怪我をしやすい。もともと人体の破壊を目的とした技術体系なだけに、逆に、どうすれば骨折が治るとか、打ち身捻挫の治療方法が伝承されてきた。とくに柔術の場合、道場だけでは食べていけないケースが多く、投げたり蹴ったりする技と同時に骨接ぎや整体も学ぶのが一般的で、柔術家の生業となっていた（これは明治以後、現在も柔道出身の整体師は多い）。

鍼灸や整体では対応できない酷い疾患のときは漢方医を頼る。漢方薬は、相当、高価で庶民ではなかなか手が出せなかった。しかし漢方医の真の役割は「医食同源」にある。食事療法のスペシャリストで、生活習慣の改善を指導してくれるところにあった。病気を治せなくとも病気を悪化させない方法などの知識が豊富で、そこに重要な価値があったのだ。

そして最後、突発的な大怪我や、すぐに処置しなければ死ぬような重篤(じゅうとく)な患者に対して、蘭方医、そう、西洋医学が登場する。何度も述べてきたように西洋医学は応急処置、外科処置はずば抜けて効果がある。実はそれだけでなく、江戸時代の蘭方医は、疫病や感染症の予防や対策などで庶民を指導する立場にもあった。実際、蘭方医はジェンナーの種痘方法の存在を知ると、試行錯誤しながら日本でも種痘治療を行っている。

生活習慣病や慢性疾患は漢方医、疫病や感染症は蘭方医、ちゃんと役割が分担されていた。どちらが上でも下でもなかった。漢方医と蘭方医はよきライバル関係にあったぐらいだ。

何より鍼灸師、整体師、漢方医、蘭方医にしても、徒弟制度で育成する。師に仕えて指導を受けて一人前になる。ある意味、誰にでもなれたのだ（ただし、あん摩は江戸時代、幕府の保護を受け、盲人の職業として保護されていた）。村に必要となれば、出来のいい子を修行に出せば医療従事者を確保できたのである。

病気や怪我の度合いに応じて、段階的に医療担当が代わって対処する。

もし、徳川幕府が「医療行為は蘭方医以外、認めない」「違反者は罪人」と決定したとしたら、江戸は病人だらけとなってスラムとなっていただろう。

段階に応じて、やれることをやれる人がやる。これが江戸の医療体制を支え、人々の健康を守ってきた。現代人の感覚からすれば、江戸の医療体制は古臭いと感じるだろうし、医療水準も低いかもしれない。

とくに現代とまったく違うのは、当時の人は、病気や怪我に対して必ずしも「完治」を目指していないところにある。まずは日常生活に復帰できる程度に回復すれば「よし」。あとは普段の生活のなかで、病気や怪我と付き合っていきながら、ゆっくりと完治を目指す。完治は結果であって目的ではなかった。だから「やれる人がやれることをやる」というやり方で医療が回っていたのである。これを「養生」という。

江戸時代は250年続いた。必要に応じて蘭方医、漢方医、鍼灸師、整体師の数は自然と需給バランスが取れていたことだろう。平和な時代の医療体制としては、相当、完成度は高かったはずなのだ。

平和な時代が続く「現代の日本」でも、この江戸システムに学ぶべき点は多いはず、というより、日本を含め、先進国の多くは、これに近いシステムに変更されていなければならないはずなのだ。

それが現状、どうか。医療といえば医者がするもの。医学部を卒業し、医師免許をとった者でない人間が「医療行為」をすれば罪に問われる。現在でも鍼灸師や整体師はいるが、医療行為として「保険」が適用されるのは、あくまでも医師による診断で「使ってもよい」と許可されたときだけ。しかも伝統的な手法は「非科学的」とことごとく否定され、西洋医学によって「改変」「捏造」された手法だけが許されている。漢方医、鍼灸師、整体師は、医師より格下に扱われ、その医療行為は西洋医学の「補助」にすぎなくなっている。

いうなれば「医療の階層化」である。西洋医学の医師を頂点にした支配構造のなかで、西洋医学以外の医療従事者は「奴隷階層」として扱われている。本来ならば協力しあい、補完しあう関係が、支配と隷属という歪な関係になってしまっている。これが、何度も指摘してきた「西洋医学体制の人殺し医療」へとつながっているのだ。

そのかっこうのサンプルとなるのが「脚気」であろう。

脚気は結核とともに日本人の二大疾患といわれてきた。江戸時代から「江戸患い」と呼ばれ、戦前、昭和40年代、1960年代まで「国民病」となって、年間2万人前後の死者を出してきた。

江戸の医療体制の時代と、西洋医学に蚕食されていった明治期から昭和期。

似て非なるものとなった2つの医療システムが、どう脚気に取り組んできたのか。その違いを見ることで西洋医学が抱える構造的欠陥、人殺しの「医療体制」へと変異していくメカニズムを理解することができるのである。

＊日本人は戦後も脚気に苦しんだ

「エッ、カッケ？　それ、なんなの？」

本書の打ち合わせの最中の私の発言である。「脚気」という日本語の病名を知らなかったのだ。

「ビタミンB1が足りなくて発生するビタミン欠乏症の一種で、江戸時代から昭和中期、1950年代まで、国民病と呼ばれ、年間何万人も亡くなっていたんです。私が子供時代、1970年代ごろまでは学校の健康診断では、必ず、座った状態で膝下をハンマーで叩く脚気の検査をしたものです。病院でも、聴診器を当てて胸の音を聞いたあと、やはり、脚気の検査はしていましたよ」

この担当編集者の説明を聞いて、頭を捻った。

ビタミン不足病自体、それほど珍しくはない。

欧米、とくにカナダのような寒い地方では、冬場の日照不足や生野菜の不足から生じるビタミンC欠乏症となりやすい。ビタミンCが不足すれば歯茎から血が出たり、目が充血したりする。ビタミンCは血液であるヘモグロビンに必要なので、ひどい場合は壊血病で死ぬこともある。大航海時代、長期間の航海で生野菜を食べていない船乗りがよく罹(かか)った。アラスカのイヌイットたちが生肉を食べるのも血からビタミンCを摂取するためだ。

一方、欧米人の食生活で、ビタミンBが足りないことは、よっぽどの偏食をしないかぎり、あまりなかった。主食である肉、チーズなどの乳製品にはビタミンBが多く含まれている。ライ麦パンや精白していない黒パンでも十分、必要量を摂取できる。ビタミンBだけが「不足」して欠乏症の症状が出る前に、たいていは栄養失調になることだろう。

つまり、「脚気」というビタミンB不足の病気が、日本で常識的な「病名」となっていることに、最初、驚いたのだ。実際、ビタミンB欠乏症で、先進国だった日本が1950年代まで、100年以上、年間何万人も死んでいたと欧米人に言えば、多少の栄養学の知識のある人なら、絶対に信じないだろう。

では、どうして日本で脚気が流行していたのか。それは日本人の主食は「米」であるが、脚気が流行していた時代、この「主食」は、メインではなくオンリー、文字通り、米だけを食べていた人がたくさんいたからなのである。

有名な宮沢賢治の詩に「雨ニモマケズ」がある。清貧で慎(つつ)ましく生きたいという内容の詩だが、そこには「一日玄米四合ヲ食べ」とある。1合はお茶碗2杯分なので、1日に8杯のご飯を食べる。今の感覚なら、ケッコー、多いなと思うが、これが１９００年前後の時代、食事制限をして「食べていない」という状況だった。

実際、旧日本軍では1日6合から7合、ご飯12杯から14杯が基準で、炭鉱労働などきつい肉体労働などでは「一升飯」（10合）を掲げて求人していた。だいたい1日6合というのが成人男性の「お腹いっぱい食べる」状態だった。これだけ食べるのは、米だけでエネルギーとなる炭水化物だけでなくタンパク質も取っているからであろう。今の日本人の若者ならば、日の丸弁当（大きな弁当箱にご飯だけ詰め込み、真ん中に真っ赤な梅干しが一個だけ乗っている）を見れば「こんなの食べられない」というだろうが、一昔前までは、これが常識だった。少なくとも千万人オーダーレベルの日本人が、そういう食事をしてきたということになる。

米は、小麦並みにビタミンBを含んでいるが、その多くは米糠にある。その糠の部分を削って精米している米しか食べなければ、確かに「ビタミンB不足」という異常な状況に陥るのも頷ける、といいたいところだが、却って、疑問は深まる。

脚気の大量発病は、どう考えても白米オンリーの食生活が原因なのだ。年間何十万人もの重症患者を出す前に、食事の改善、一番、簡単なのは精米する前の玄米に変えれば簡単に対処できる。

ちなみにうちの曾祖父は、精白しすぎたパンで鉄分不足になっていた人たちに「鉄粉」を薬として販売、大儲けした。その曾祖父が、当時の日本にいたなら、きっと米糠を固めた「脚気の薬」でぼろ儲けしたことだろう。そういうビジネスだってありえたはずだ。ヨーロッパでは17世紀には、ビタミンC欠乏症には柑橘類がいいと気づき、船乗りの必需品となってきたぐらいなのだから。

容易に必要量を摂取できるビタミンBは、それが不足すれば、最も影響を受けるのが心臓で、心臓の活動が弱るために末端、とくに足に十分な血液が送り込めなくなって、足が麻痺から壊死へと悪化していき、最後は心臓麻痺で亡くなる。先の脚気の診断は、足にむくみがでていないかを調べるもののようだが、かなり怖い病気なのである。

それを戦後20年近く経っても放置していた。

まったく信じられない話で、思わず「日本人はバカなのか？」と考えそうになるが、そんなことはありえない。事実、調べれば、かなり早い段階、すでに「江戸患い」と呼ばれた江戸時代には、脚気が「麦飯で治る」と、広く知られていたようなのだ。

＊日露戦争での最大の敵は脚気だった

江戸で脚気が蔓延（まんえん）していたのは、社会システムに原因があった。幕府のお膝元である江戸は白米の一大消費地で、江戸在住の武士たちは俸給とは別に米を現物支給でもらっていた。「食い扶持（ぶち）」の扶持は、成人男性1日5合で1年間分の米の支給を意味するらしく、当然、貧しい武士は「米」しか食べられない人も多かった。それで脚気が増えたわけだ。

ところが農村部では脚気の患者はほとんどいなかった。米は商品作物なので自分の家で食べるときは精米しないし、稗（ひえ）や粟（あわ）、麦を加えた雑穀米が当たり前だった。それで当時の漢方医たちは「医食同源」、食事の改善で病気は治るという考え方から「麦飯」が有効という正しい回答を出していたのだ。実際、東京にお蕎麦屋さんが多いのは、蕎麦には小麦や米よりビタミンBが3倍多く含まれているからで、脚気によく効く食事療法として広まった名残という。

江戸時代に脚気の死者が2万人近くいたと推定されるのは、米しか食べるものがない、脚気になる、麦飯に切り替える、治る、また米だけ食べる、を繰り返すなかで亡くなる人、乳幼児が脚気になると他の疾患を併発しやすくなること、高齢者の場合は心疾患で亡くなりやすかったからで、少なくとも、大の大人、成人男性が脚気で亡くなるケースはほとんどなかったようなのだ。

問題は明治期以降である。

確かに東京などの都市部の市民階層は、欧米化した食事の普及と副菜や副食が充実してきたおかげで脚気患者は減っていく。しかし、今度は農村部や農村出身者に脚気患者が急増する。海外からの安い輸入米が急増したおかげで、多少、貧しくても麦飯や雑穀米ではなく「真っ白なお米がたらふく食べられる」ようになったのが理由であった。

とくに工場労働者、兵隊、炭鉱や建設現場などの肉体労働者は、お腹いっぱい白米を食べさせることが雇用条件になっていた。大量の白米だけを食べていれば、当然、脚気になる。それで、たくさんの人が脚気で倒れ、年間2万人以上が亡くなり続けた、江戸時代と違って、肉体的に頑強なはずの大人がバタバタと病気で亡くなり始めたのだ。

江戸時代、すでに脚気の原因は白米食にあり、麦飯などが有効ということは経験則上、わかっていた。ならば三度の食事のうち、一食は麦飯にするなど対処法はあっただろう。とくにわからないのは軍隊である。

白米オンリー主義の食事方法のために、日清戦争（1894年）、日露戦争（1904年）で、大量の兵士が亡くなっているのだ。もちろん、これ以外の軍事行動でも多くの兵士が脚気で亡くなっている。

日清戦争では、総病死者20、159人で、うち脚気の病死者が、なんと8割近い16、095人にのぼる（陸軍省医務局編『明治二十七八年役陸軍衛生事蹟』）。つまり、戦死者のほとんどが、敵の銃弾や攻撃ではなく「脚気」で亡くなっていたのである。

延べ100万人を動員した日露戦争は、もっと凄まじい。この戦争では、25万人の戦傷者が出て入院治療を受けたが、うち14万人が脚気の患者だった。入院を必要としなかった軽い症状を含めれば、トータル25万人の脚気患者を出しているのだ。

日本軍の最大の敵は、旅順要塞でもなければバルチック艦隊でもなく「脚気」だったといわれるゆえんである。戦死46、423人のうち、脚気による体調不良で動くことができずに敵の銃弾を受けて亡くなった兵士も多かったことだろう。下手をすれば日露戦争は、脚気によって敗戦しかねない非常に危険な状況だったのだ。

軍隊には軍医がいる。これだけの被害が出ていたのだから、当然、脚気の対策は最優先課題として取り組まなければならない。先ほども述べたように、麦飯を食べれば簡単に対処できるし、麦飯に効果があるのは、江戸時代から広く知られていた。軍医は、明治維新政府が、富国強兵の一環として、莫大な予算を組んで育成してきたスーパーエリートである。彼らの頭脳をもってすれば、その程度の対処など造作もなかったはずなのに、なぜか、彼らは「麦飯」治療に頑なに反対し続け、無意味に兵士を死に追いやっていった。

その軍医のトップが森林太郎、文豪「森鷗外」である。軍医として中将にまで上り詰め、その傍ら数々の小説で近代文学の礎を築いた明治期を代表する「才能」ですら、脚気に麦飯がいいと知らずに「大量殺人」に加担してしまったのだ。

＊脚気を細菌由来と見誤ったコッホ

日本の軍医はレベルが異常に低かった、というわけではない。

実は明治維新後、国際社会にデビューした近代日本で、最も「欧米」に近い技術水準にあったのが医学だった。

事実、明治維新から20年過ぎた1890年代以降、日本の医学者たちは、相次いでノーベル賞級の研究を発表してきた。その代表が北里柴三郎だ。1889年には破傷風菌発見、翌1890年には、なんと破傷風の治療法となる「血清療法」を考案する。さらにペスト菌を発見（1894年）するなど、文字通り、世界トップクラスの医学者となる。また、秦(はた)佐八郎は1910年、梅毒特効薬「サルヴァルサン」の開発に成功するなど、素晴らしい活躍をしているのだ。

考えてみれば、それほど驚くことでもあるまい。日本は17世紀中期から約200年、蘭学として西洋医学を学んできた。欧米の科学水準に最も近いレベルを維持してきたのが、実は医学の分野であった。実際、北里は幕末期、地元の蘭方医の塾で学んだ後、新たに組織された東京帝国大学医学部に入学している。日本が長い時間をかけて培ってきた西洋医学のベースがあったから、わずか20年で世界のトップ水準に追いつくことができたのだ。

つまり、日露戦争時代の日本の医学研究者の水準は、世界でもトップクラスにあった。繰り返すが、江戸時代の漢方医が気づいた「脚気対策」を思いつかないはずはないし、何より文献や資料が残っているのだ。知らなかった、というほうがおかしい。

とっくに脚気が白米食による「偏食」が原因で、その対策には麦飯が有効という程度のことは分かっていた。そう、分かっていながら「対策」ができなかったのだ。

理由は簡単である。

その権限が日本の医学者にはなかったからだ。日本医学界を支配している上位組織から「麦飯」による脚気対策の許可がおりなかったのである。

正確に記せば、上位組織であるドイツ医学界が脚気を「伝染病」と決めつけていた。来日して脚気という病気を知ったドイツ医学界は、何らかの細菌に由来する日本の風土病と考えていた。そのために日本の医師たちは「麦飯治療」を行えなかったのである。

ドイツ医学界が、当時、世界最高レベルといっても、「脚気」は日本の社会制度が生み出した病気で、欧米人は見たことも聞いたこともなかった。だから病状だけ見て安易に「伝染病」と考えた。心臓にダメージを与える何らかの細菌が存在するはずだから「脚気菌を発見しろ!」と、日本人医師たちに命じた。しかも、そう勅命を出したのはドイツ医学界のドン「コッホ研究所」のロベルト・コッホ本人なのである。それを聞いたとき、日本が誇る頭脳集団は、どんな気持ちだったのだろうか? きっと涙が出たのではないか。俺たちが学んでいるのは、この程度の連中なのか、と。

逆らうことはできなかった。ありもしない脚気菌を探して、日夜、意味のない研究を続ける。コッホによってインドネシアまで派遣された日本人研究者もいたぐらいだ。

麦飯を食べれば治るのに……。戦場で敵の弾ではなく、脚気で倒れる兵士たちを見ながら、医師たちは心のなかで嘆き悲しんだことだろう。

しかし麦飯で治せば、イコール、栄養素不足による病気と認定することになる。伝染病説を唱えるコッホを否定してしまうのだ。あの北里柴三郎ですら「脚気は細菌由来ではない」と指摘するのがせいぜいで、栄養素不足病とまでは踏み込めなかった。それでも北里柴三郎は、日本医学界から猛烈な批判を浴びた。余計なことを言うな、と。親分を怒らせるな、と。頼むからそこには触れてくれるな、と。

この時代、日本の医学界は「ドイツ医学界」の植民地に堕していた。自由も権限もなくドイツ医学界に隷従するだけの組織だった。

その結果、日本人は脚気によって「大量虐殺」されることになった。その数、実に200

万人と推定されている。明治期以降から昭和期の脚気は、典型的な「医原病」、いや、史上空前の医原病でもあったのだ。

日本の医学界は、人命を損ねてまで、何に怯(おび)え、何を守ろうとしてきたのだろう。

＊なぜ、ドイツ医学界だったのか？

明治期になると日本の医学は、ドイツ一色となった。実際、カルテやクランケなど日本の医学用語の多くはドイツ語由来で、現在でも医学部ではドイツ語取得は必須となっている。担当編集者も「１９９０年代までは、カルテをドイツ語で書く医者は多かったですよ。だから診断書を別の病院に持っていくことが、事実上、できなかったんです。ドイツ語の筆記文字は他人では解読できませんからね。セカンドオピニオンとか、医療過誤の裁判とか、しゃらくさいことを言わせない対策だったんでしょう」と苦笑いして語っている。日本語で診断書を書くようになったのは、電子カルテの普及によってのことだったという。

明治政府が西洋医学を本格的に導入したこと自体は、理解できる。

幕末期、日本国内は内乱に突入した。当然、「平時医療体制」ともいうべき江戸の医療システムでは対応できず、戦場医である蘭方医が圧倒的に足らない状態が続いた。明治維新以後、新政府は「富国強兵」を掲げ、列強国化を目指していた。対外進出、対外戦争を前提とした国家体制にする以上、当然、西洋医学を学んだ優れた医者の育成は急務となる。そこで当時、躍進著しいドイツ医学を取り入れた。

だとしても、「蘭学」をベースにしない理由にはならない。

前述したように日本はオランダ医学を2世紀にわたって培ってきた。蘭方医たちはオランダ語に精通し、オランダの医学書、訳本を本国の医師たちより保有していた。医療器具も江戸の職人が見よう見まねで自作して流通していた。全国各地には蘭方医学を教える私塾がたくさんあった。西洋医学を本格導入するなら、蘭方医学をベースにブラッシュアップしつつ、ドイツ医学を取り込んでいくほうが自然なやり方であろう。

にも拘らず、明治政府は、ドイツ医学をお手本にすると決定後、この蘭方医学を完全に廃止して、すべて一から作り直した。要するに「ちょんまげ」同様、古臭い江戸の文化として切り捨てているのだ。これが理解できないのである。

いや、蘭学を切り捨てさせるところに、西洋医学の抱える真の「闇」がある。

ギルド、である。

＊ギルドという国境なき職能騎士団

西洋医学の世界は、「医療ギルド」によって成り立っている。その最たるものが「軍医」であろう。この章の最初に、西洋医学が「軍事技術」として発展した戦場医学だと述べた。そのシンボルが「軍医制度」なのだ。軍医は、軍隊の中でも非常に優遇されている。先にも書いたが、旧日本軍の場合、軍医は「中将」にまで出世する。ここで重要なのは、後方支援を担当する部署ではなく、軍医のまま「将軍」になれるのだ。つまり軍医は、軍隊の中で独自の組織と権限を持った、いうなれば「軍隊の中の、もう一つの軍隊」なのである。

軍隊という特性上、従軍医師が、組織に不可欠かつ重要な存在なのは間違いあるまい。しかし、それをいうなら前線で戦う一般兵を筆頭に、工兵、憲兵（MP）、情報通信兵、食料や弾薬を運ぶ補給部隊など、どんな役割だって重要であろう。生命を奪い、生命を守る組織ゆえに、非常にシビアな組織構造をしているのが軍隊であって、どれが大事で、どれがいらない、ということはない。それだけに命令系統は厳格で、組織を横断して一元管理している。

ところが、後方支援の一部門に過ぎないはずの軍医は、この命令系統からはずれて、なぜか独自に運営されている。実際、日本の自衛隊でも陸海空の幹部候補生を防衛大学校で一元管理しながら、医官（軍医）だけ防衛医科大学校で独自運営している。学校施設や病院を別の場所に作っても「医学部」として防衛大学校に組み込んでもよかったはずだ。いかに「軍医」が軍隊内で独自性を持っているか、よく物語っていよう。

軍隊の中のもう一つの軍隊。ここに「医療ギルド」の体質がある。

ギルドは、日本語で「職能集団」と訳されることが多い。そのため日本で発展した同業組合である「座」や「株仲間」のようなイメージ、つまり、同じ商売をしている人間が集まり、組織力を使って「権限」を獲得する互助会と思いがちだ。

ギルドは、そんな生易しい「組織」ではない。

むしろ「職能騎士団」といったほうが実態に近いだろう。

騎士団とは、領主によって「土地」を与えられた代わりに、領主の命令で戦いに参加する武装集団のことだ。日本の武士団によく似ているが、その違いは領主との関係が「契約」であって、独立性が高いことだろう。たとえば敵対している領主に所属しながら敵方の騎士団と「不戦」契約を結ぶようなことも平然と行う。支配する土地では領主（国王）の定めた法律や税率を無視して、独自に法や税を決めることも珍しくなく、強力な騎士団になると公然と領主に敵対し、反旗を翻す。

まさに「国家の中の、もうひとつの国家」となっていくのだ。

実際、中世のドイツ騎士団は独自の領土を獲得して独立していた。現存する騎士団の一つマルタ騎士団はヴァチカン、ローマ法王を守る治安組織ながらイタリア政府の管理下にはなく「国土をもたない国家」と呼ばれている。

お分かりだろう。ギルドは「土地」ではなく、領主から「職業」という領土を与えられた騎士団なのである。

このギルドは秘密結社で名高いフリーメイソンにまで遡ることができるだろう。フリーメイソンは「石工(いしく)ギルド」で、腕のいい石工は、国境を超えて活動する。フリーメイソンが、ある意味、その国の法に縛られず、好き勝手をやっているのは、国王の居城、都市の城壁、要塞などの建設に従事して「軍事機密」を山ほど抱えているからであろう。国王といえども下手にフリーメイソンと敵対して、城壁の弱点や抜け穴などの情報がライバル国に筒抜けになれば大変なことになる。こうしてフリーメイソンは、所属国より上位法とする結社独自の法律や徴税、命令系統などを備え、「国境を持たない国家」となった。

このフリーメイソンの体質を色濃く受け継いでいるのが「医療ギルド」なのである。

ゆえに医療ギルドには、国家をまたがってギルド内の独自の法律、組織構造、命令系統が備わっている。医療に関するすべてをギルドが管理している。医療行為の是非にはじまり、医師の資格権、指導方法、医薬品の販売権、医薬品製造の特許権、医療器具の製造販売まで、国家ではなくギルド内で管理してすべてを決定する。
繰り返すが、医療ギルドとは「国境を持たない医療帝国」なのだ。

＊医療ギルドのピラミッド構造

さて、最初の疑問に戻ろう。どうして明治政府は、蘭医学をベースに西洋医学を導入しなかったのか？

答えは簡単だ。そんな権限、もとより日本にはなかったのである。いくらオランダ医学に学びたいと要望を出そうが、「医療ギルド」が認めないかぎり不可能なのだ。

蘭医学は、あくまで鎖国状態だった日本が文献をベースに導入してきた。あとはオランダ船の船医にお金を払って個人レッスンを受ける程度で、医療ギルドの支配下にはなかった。ゆえに蘭方医が、いくら高度な西洋医学を学び、レベルの高い医術を持っていようが、医療ギルドの扱いは日本式医学の医者と同じ、もっといえば「異端医療」となる。医療ギルドからすれば許しがたい異教徒であって排除すべき対象となる。それをベースにしたいなど、夢のまた夢、寝言は寝ていえ、聞く耳すらもってもらえなかったはずだ。

実際、日本政府が正式に西洋医学を本格導入する過程で、蘭方という「異端医学」は徹底的に解体された。全国には数多くの優れた蘭医学塾があったのに医学部へと昇格することすら許されなかったぐらいだ。当然、日本独自の徒弟制度による教育システムも許されず、医療ギルドが決定した方式で「医師資格」と「医学教育」を導入した。それだけでなく、江戸の医療を支えてきた漢方医、整体師、鍼灸、あん摩は、すべて西洋医学より格下、いや、奴隷であって、正規の医療ではないと位置づけた。

要する日本の医療体制は、ギルドによる権力ピラミッドに改変されたのである。まず、ドイツ医学界が「王族」という医療ギルドの頂点に立つ。その次に王族から植民地の管理指導を任された「貴族階層」が東京帝国大学医学部、別名ベルリン大学日本分校なのである。この当時、ドイツ留学は、いわば貴族任命式でもあったわけだ。その下の「騎士階層」となるのが軍医と帝大医学部の研究者だ。さらに帝大以外の医学部を卒業した一般開業医が「市民」階層を形成し、その下に「邪教徒」「異端」である漢方、鍼灸、整体などが「奴隷階層」として組み込まれていった。

もうお分かりだろう。

その医療ギルドの中軸たるドイツ医学界が「脚気」を「伝染病」と認定したのだ。ましてや「麦飯治療」は、奴隷階層たる漢方医の指導から生まれた。いわば奴隷が王様に意見しているようなもの。貴族階層である日本医学界が、とうてい、認めることなど不可能だったのである。

ちなみに日露戦争の際、日本海軍は海軍軍医の高木兼寛（かねひろ）によって水兵に「麦飯」を導入、脚気の根治に成功した。これは日本海軍がイギリス海軍の影響下にあり、あくまでもイギリス海軍による水兵の食事指導という形で導入された。日本の聯合艦隊で脚気が蔓延していたとすればロシアのバルチック艦隊に敗れていたことだろう。脚気対策には麦飯が有効と世界史レベルの勝利で証明されているのに、それでも頑なに否定せざる得ないところに、この「医療ギルド」支配の怖さが窺（うかが）えよう。

＊最初の脚気治療薬だった「アリナミン」

医療ギルドが、明治期の日本医学界をいかに支配してきたか。文字通り、日本医学界自体が「奴隷」そのものだった、そう断言していい。

先に日本の医学者たちはノーベル賞級の研究成果をあげてきたと書いた。だが、誰ひとりとしてノーベル生理学・医学賞は受賞できなかった。

血清療法という破傷風の治療法を確立した北里柴三郎は、第1回ノーベル医学賞の有力候補となったが、受賞したのは、北里の研究を、そのままジフテリア病で応用したエミール・

アドルフ・ベーリングだった。ベーリングは、ベルリンの陸軍医科大学卒業後、コッホ研究所に所属したエース研究者である。同様に、梅毒の特効薬を開発した秦佐八郎の成果は、同じくパウル・エールリヒに共同研究の形で「献上」されることになる。これでエールリヒは、1908年、ノーベル生理学・医学賞を受賞する。

さらにすごい話がある。

まったく進まぬ脚気治療に業を煮やした一人の日本人学者がいた。その名を鈴木梅太郎という。帝国大学農科大学（現東京大学農学部）の研究者だった鈴木は、白米だけ与えた鶏が脚気になり、玄米だとならないことに注目。米糠から「脚気の治療薬」を抽出できると考え、1910年、ついに高濃度の脚気治療有効成分を取り出すことに成功した。鈴木梅太郎は、これを「オリザニン」と名づけた。現代でいうビタミンB1の発見である。

ところが医療ギルドの日本貴族である日本医学界は、オリザニン臨床実験の協力を拒否しただけでなく、鈴木梅太郎が苦労して「治療薬」を販売しても、医師の権限を振りかざして新聞などを使って徹底的に潰していく。

潰したのは、ある意味、これが「有効」とわかっているからだった。実際、日本貴族たちは、鈴木梅太郎の研究をドイツ医学誌に発表するよう熱心に薦め、そのなかで「新発見」という記述を巧妙に外し、その成果を、やはりドイツ医学ギルドのカジミール・フンクに「献上」しているのだ。フンクは、鈴木の論文を読んで、そのまま脚気の治療に有効な成分を「ビタミン」と名づけて「世紀の発見」と公表。「ビタミンの父」となった。さすがに医療ギルドもバツが悪かったのか、このフンクにはノーベル賞を与えなかったぐらいだ。

まあ、呆れる話ではあるが、もしかすれば、日本医学界は、あえて鈴木の成果をドイツ医学界に提供することで、脚気治療薬となる「ビタミンB＝オリザニン」を販売したいと願っていたのかもしれない。実際、フンクのビタミン発表後、日本陸軍の軍医は、このフンクの「ビタミンB」で脚気治療薬を製造するよう正式決定する。

それが、のちに武田薬品工業が販売する「アリナミン」なのだ。結局、ビタミンB薬は、1950年代まで完成できなかったが、このアリナミンの普及で日本の脚気は、急速に沈静化していく。栄養ドリンク剤の「栄養」とは、脚気の薬効のことなのである。

＊それでも戦前までは日本の医療ギルドはまだよかった

確かに日本の医学界は、欧米の医療ギルドに支配されることで、日本最大の医原病ともいうべき「脚気禍」で、延べ200万人以上を亡くならせた。

しかし、奴隷に身をやつしながら、ドイツ医学界に成果を献上しながら、必死に西洋医学を学んだ日本人医学者たちは、梅毒、破傷風、蛇毒（へびどく）、コレラ、ペストといった、これまでなら死亡するような感染症で多大な成果を上げてきたのも忘れてはならない。その奮闘ぶりは、ある意味、脚気の犠牲者への罪を償うかのごときだった。彼ら自身、心の底では後悔して苦しんでいたのかもしれない。

また、医療ギルドに組み込まれた結果、脚気被害を拡大させたという汚点はあったが、実は医療ギルド支配は、一般庶民のレベルでいうならば、脚気と疫病感染症対策でプラスマイナスゼロの状態だった。実際、戦前は、西洋医学の開業医は数がかぎられ、医療保険制度も不備だったこともあって庶民が開業医に診てもらうケースは、ほとんどなかった。

それもそのはずで政府が西洋医学を導入したのは、絶対数の足りなかった軍医や研究者の確保が目的であって国民の医療向けではなかったからだ。

結果的に庶民の医療は、相変わらず江戸時代から続く漢方、鍼灸、整体、薬草や民間療法で賄（まかな）われ、昭和中期、１９５０年代まで「庶民の医療」として機能していく。その意味では、医療ギルドの支配を受けながらも、決して最悪な医療体制ではなかったのだ。

そう、この時代までは、良くもないが悪くはなかった。

問題は、戦後にある。医療ギルドが本格的に牙（きば）を剥（む）き、日本人の生命を奪いだすのは、戦後からとなる。そう、ついに医療ギルドが生み出したモンスターが暴れだす。

ゴジラが放射能を吐きながら東京を壊滅させたように、日本の素晴らしい伝統的な医療システムを徹底的に破壊し尽くしていくモンスターが……。

「泣く子と医師会には勝てない」

吉田茂をして、そう言わしめた。

——日本医師会、である。

第4章

日本医師会という闇

戦後の日本医療占領政策の完遂

＊日本の医療を「殺した」犯人

日本医師会。実に奇妙な組織である。

どんな組織なのかは誰でも知っている。読んで字の如し。医師たちの親睦団体である。もう少し正確にいえば「開業医」の団体で、民間病院の病院長やオーナーである「開業医」をA会員、民間病院に務める「勤務医」をB会員に、2012年現在、約16万6、000人の会員数を持つ。

政治に詳しい人ならば、この日本医師会が屈指の「圧力団体」と指摘するだろう。開業医の集まりだけに献金額も莫大なのか、選挙間近になれば日本医師会のバックアップを求める候補者が各都道府県医師会に殺到する。医師会が、どの候補を支持するのかがニュースとして扱われるぐらいだ。また、医師会自ら比例代表で候補を立て、日本薬剤師会（会員10万人）、日本歯科医師会（会員6・5万人）の「三師会」の組織票で必ず当選を果たしている。強力な業界団体のひとつなのは間違いあるまい。

年配の人ならば、すぐさま、ストライキを思い出すことだろう。

1971年、診療報酬値上げを求めた医師会は、保険医総辞退という医師会所属の医師たちによる大規模ストライキを決行している。1961年にも一斉ストライキに突入寸前となって、この時も政府に譲歩させることに成功した。ブルジョアの集団のくせに労働組合顔負けの行動力も持ち合わせているわけだ。

確かに誰もが、その存在を知っている。それなのに、どこか実態がよくつかめない。医師会には、そんな奇妙な印象を受ける。

本来、業界団体が政治に影響力を持っていること自体、おかしな話なのだ。ジャーナリストや作家の団体に「日本ペンクラブ」がある。名前こそ立派だが、組織の最大目的は会員の「社会保険（健康保険）」加入なのだ。個人事業主なので仲間を集めて健康保険に加入できるようにした。医師会とよく比較される日本弁護士連合会（日弁連）や日本税理士会連合会（日税連）なども、とどのつまり、社会保険、年金、あとは開業資金の援助などを目的としている。組織自体、たいして大きくないのだから圧力団体にはなりえないし、政治に関わることもない。ましてやストライキを決行できる命令系統など存在すらしない。単なる仲間内の互助組織なのだから当然だろう。

医師会はここからして違うのだ。ボスの命令に一糸乱れぬ組織力を誇っている。上意下達（じょういかたつ）が徹底され、医師会の会長の命令を忠実に実行する。その意味では「日教組」（日本教職員組合）のような労働組合に近い。しかし労働組合が高い組織力を持つのは集団にならなければ雇用主（企業）側に対抗できないからで、言葉は悪いが、弱いから群れている。医師会は病院のオーナーや開業医の団体である。本来ならストライキをする側ではなく、される側であろう。ここも医師会の異常性を物語っている。

献金額にせよ、動員力にせよ、建設業界などの企業を母体とした業界団体とは比べようもあるまい。エリート意識丸出しの医師たちがドブ板選挙に協力するはずもなく、医療行政に影響力を行使できるほどの政治圧力を持っていること自体、繰り返すが、本当ならばありえない話なのである。

そう、「ありえない」。日本医師会を一言で語るならば何もかも「日本的」ではないのだ。国民の生命を守るべく存在している「医療」を盾にストライキを決行、自分たちの我欲を要求する。「医は仁術」という日本人の価値観からすれば絶対に許されない行為のはずだ。単なる個人事業主の親睦団体が政治に介入し、行政に口出しするのもやはり日本的ではあるまい。日本人の感覚からすれば、政治を介入させない、政治とは距離をとるのが、こうした団体の特徴ではないか。むしろ、欧米型の組織というほうがピッタリとくる。

それもそのはずだ。日本医師会は「医療ギルド」だからである。前章でギルドは「職能騎士団」と紹介した。騎士団が領土を拡大するために戦うように、ギルドは利権拡大を目的に軍隊のごとく戦う。当然、日本医師会は、開業医の利権拡大のために戦うことになる。戦えるように組織化してきた、というほうが正確だろう。
この日本医師会の登場が、日本の医療に大混乱を招くことになる。
日本の医療を「殺した」犯人だった。
人殺しの医療を作り出していった「インテリヤクザ」だった。

＊西洋医療オンリーへの体制変更

昔の日本の医療事情について質問した際、本書担当編集者が興味深い話をした。

「私が小学生になったころですから、１９７０年代前後ですか、そのころから風邪でも親が『病院に行け』というようになった気がします。それまでは『寝てれば治る』って感じで、桃缶を食べさせてもらって終わりです。家族もよっぽど酷（ひど）くならなければ病院には行ってなかったはずなんですよ。実際、年寄りなんかは家でお灸とかやっていましたからね。ちょっとした病気や怪我は、どの家も自家製の薬草で済ましていました。私も親と山菜や薬草を摘んだりした記憶があるぐらいですから。それが１９７０年前後を境として変わったように思うんですよ。私は注射が嫌で病院には行きたくなかったのですが、親は『今は病院のほうが薬もたくさんもらえて安くすむんだから、文句をいうな』と、よく叱られたもんです」

担当編集者は、ごく平均的な家庭の出のようなので、これが1970年前後の日本の状況と思って間違いあるまい。このころから日本の医療体制は大きく変わった。それは統計データを見れば一目瞭然だ。

戦争末期の1945年、600台にまで激減した病院数は、昭和30年代（1950年代）、わずか10年で戦前並みの4、000前後にまで回復、1960年には6、000を突破、1980年代から現在まで、ほぼ9、000台で推移していく。

戦前の病院は、基本的に半分以上が公営病院で、その公営病院の多くは、結核や疫病などの隔離病棟だった。一般向け外来診療型は少なかったのだ。公営病院の数は、戦後もだいたい同じなので、一気に民間病院が増えていったことがわかる。

とくに顕著なのが「町医者」診療所であろう。戦前には3万前後だったのが、戦後は倍々ゲームで増え続けて、現在では3倍相当の10万前後をキープしている。

西洋医の数も明治維新後、2万人からスタートして（おそらく蘭方医であろう）、太平洋戦争直前、医師急増政策で6万5、000人まで拡大するものの、70年間で3倍強にしか増えなかった。それが戦後60年間で27万人（2004年）まで急増している。

日本の昭和初期（1930年代）の経済力は、昭和30年代前後（1950年代）にほぼ匹敵する。比較すると医師の数は戦前6万人に対して戦後が10万人。相当数、増えていることがわかる。経済力が同じならば医療従事者の必要数も、さほど変わらないはずだ。しかも戦後期は、抗生物質のペニシリンや結核の特効薬ストレプトマイシンが入っていた。前章で紹介したように、脚気治療薬のアリナミンも完成していた。戦前、不治の病として医者がかかりきりになっていた病気の多くが、薬で簡単に治療できるようになっていたのだ。担当編集者の発言にあるように、庶民の多くは伝統的な民間療法を活用していた。その意味で言うならば、西洋医の数は、多すぎるぐらい増えていたことになる。逆に言えば、その分、民間療法が廃れていったのだろう。

要するに戦前と戦後で日本の医療体制は、戦前の西洋医を頂点に民間療法を補助とした複合的な医療から、戦後、西洋医オンリーの医療へと変わっているのだ

その医療体制変更を主導したのが日本医師会である。正確に記すならば1874年（明治7年）、西洋医の団体として生まれた「旧日本医師会」ではなく、敗戦後の1947年、GHQ（進駐軍）によって解体再編されて新生した「日本医師会」が、である。

＊医師会のルーツは大日本帝国の軍医組織

新生した日本医師会の目的は、戦後日本を徹底的に欧米型医療へ改変することだった。

前章でも紹介したが、明治維新後、日本は医療ギルド、とくにドイツ医学界ギルドの傘下に入った。しかし、もともと西洋医の絶対数が足りなかったことから、大学で育成された西洋医の多くは、軍医として軍関連、大学の医学研究者、全国の感染病疫病対策をする保健所、感染病治療の隔離病棟を持つ国立病院への配置を優先してきた。一般的な外来医療は、必要最低限に留められ、その分、江戸時代から続く民間療法で賄ってきた。

戦前の日本は列強国の一つで、アジアに強い影響力を持っていた。その日本が欧米型医療に完全転換しないのだ。しかも昭和期になると、日本は欧米列強に対抗して独自路線を歩み出し、欧米医療ギルドの影響下から次第に抜けていった。戦前の日本は、医療ギルドの憎き「敵」となっていたのである。

当然、日本の敗戦は医療ギルドによる日本医学界の再占領、完全支配の格好の機会となる。巧妙な陰謀が、ここで仕組まれていく。

まず、旧日本軍の解体で大量の軍医を放出する。この軍医が「尖兵」となった。焼け野原になり、栄養状態も最悪だった敗戦後の混乱期。西洋医の需要はすこぶる高かった。彼らは日本中に派遣され、西洋医独占体制の土台を作ることになる。

医療ギルドの指令を実行するＧＨＱ側の窓口が、アメリカ軍事科学調査団「コンプトン調査団」のマレー・サンダース中佐（Murray Jonathan Sanders）である。サンダースはキャンプ・デトリック（現フォート・デトリック）所属の医学博士。医療ギルド、次の章で取り上げる「国際医療マフィア」の中心メンバーでもあった。

さて、このサンダースは、惜しみなくペニシリンやストレプトマイシンなど画期的な医薬品を日本に提供する。結果、当時の日本人は「西洋医学は優れている。素晴らしい医療」と、すっかり洗脳された。

こうして地ならしが終わったところで次のステップとなる。

日本医師会の登場である。敗戦から2年後の1947年、GHQの指導、つまりサンダースの指導で再編された日本医師会の役割は、まず、軍医の大半をそのまま開業医にすることにあった。実際、戦争末期、国内の医師が1万人まで激減したなか、軍医が開放されたあと、国内には6万人に及ぶ医師がいた。先ほど、戦後、民間病院と診療所が急増したと述べたが、急増したのは「退役軍医」の受け皿となったからなのだ。

もう、お気づきだろう。この退役軍医の民間病院が集まって生まれたのが「日本医師会」なのである。軍医は「軍隊の中の、もう一つの軍隊」という医療ギルドの極みといっていい。日本医師会は、旧日本軍の陸海軍医組織が、そのまま基本構造となっている。軍隊なのだから上意下達が徹底され、命令指揮系統は強固となる。文字通り、「戦う医療軍団」といっていい。医師会は、傍目(はため)には開業医の親睦団体にしか見えない。それで、すっかり、この本質を見落としてしまうのだ。

医師会という「医師軍団」を率いるジェネラル（将軍）、それが「ケンカ太郎」「武見天皇」の異名を持つ武見太郎である。１９５７年から13期25年、医師会会長を務める。

戦前から武見は東京銀座の一等地で開業し、多くの有力政治家たちの主治医を務めていた。そのうちの一人に戦後日本の体制を設計した大宰相、吉田茂がいた。また武見は理化学研究所で仁科研に在籍したキャリアを持つ。仁科研とは、「クライン＝仁科公式」で名高い原子物理学者である仁科芳雄が主宰する研究チームのこと。戦時中は日本の原爆開発の中心だった「二号研究」を行っていた。その仁科研で武見が研究していたのは放射能による人体への影響なのだ。

医療ギルドから「日本医師会」を率いるよう白羽の矢が立ったのも当然といえば当然で、設立当初から実質的なリーダーとして辣腕（らつわん）を振るい続ける。

目的は、ただひとつ、庶民の医療として根強く残ってきた民間医療の完全排除、徹底的な撲滅である。

そこで武見は、まず開業医の体質強化を図る。西洋医がぼろ儲けできるよう制度改革に取り組んでいくのだ。それが「医師優遇税制の導入」と「医薬分業の骨抜き」である。これで医者は何もしなくてもぼろ儲けできる「商売」となった。呆れるほど酷（ひど）い話なので、多少、詳しく解説していきたい。

＊医師優遇税制の誕生と薬価差益

まず、1954年に導入された医師優遇制度は、医者（開業医）の全収入の7割を経費と認め、課税対象は残り3割だけでいいというものだ。ただでさえ税収が少ない時代である。大蔵省は猛烈に反発し、国税庁は激怒した。それでも、この法案が可決した背景には、武見のネゴシエーションによるところが大きい。なんてことはない、主治医をする吉田茂を介して、神奈川県の大磯の吉田邸に当時の池田勇人大蔵大臣（現財務大臣）を呼んでねじ込んだらしい（1951年）。この時代、まだ戦後の傷跡は生々しく、折しも朝鮮戦争が勃発、米ソ冷戦が激化していた。そんな時代状況だけに「国民の健康を維持するには医師を優遇したほうがいい」「近い将来、日本にも戦火が及ぶ可能性がある。西洋医はとくに大事にすべきだ」という武見の論法は、政治家たちに受け入れやすかった。

さらに医薬分業の骨抜き化は、もっとえげつない。現在では、病院で診察を受けた際、医薬品は、病院で処方箋をもらい、最寄りの調剤薬局で医薬品を受け取って代金は薬局に支払う。この医薬分業が、日本では1990年代までなし崩しになっていた。

どんな病院でも薬局が併設され、そのまま病院が「お薬ですよ」と出していた。なんの問題があるのか、わからない人も多いかもしれない。実際、病院で薬をもらい、支払いも一緒のほうが便利と、医薬分業に反対する人も少なくなかった。

ところが、医薬兼業は病院、開業医にとって、とてつもない「打ち出の小槌」「金の卵を生むダチョウ」だったのである。

通常、保健医療の場合、医薬品の値段は「薬価」として国が定めている。医薬分業ではなく医者が兼業した場合、「薬価差益」が生じるのだ。ピーク時には、その額1兆3、000億円にものぼった。日本の病院数は、診療所を含めて11万。単純計算で病院一つ当たり年間1千万円の「薬価差益」があったことになる。

薬価差益とは、たとえば1錠100円のペニシリンを処方すると、国民皆(かい)保険の国民医療保険ならば3割負担、製薬メーカーはペニシリンを100円で卸し、70円は公的負担分。1錠につき患者は30円支払い、薬を処方すると10円が別途、医療保険から支払われて、それが収入となるとしよう(数字は架空)。メーカーは薬局に薬を卸し、処方したサービス代金は薬局が受け取る。病院側は薬の販売にノータッチとなるわけだ。医者の処方箋には「ペニシリン系の抗生物質を何錠」としか書いてない。抗生剤には、いろんなメーカーが似たような薬を販売している。どのメーカー品を使うかは薬剤師の判断となるが、薬自体の処方や使用量の判断はできない。ここがミソなのだ。

医者（病院）が兼業して薬も患者に出すとすれば、どうだろうか。使用する銘柄、量、種類をすべて医者が決定するのだ。製薬メーカーにすれば病院と専属契約できれば自社製品を独占販売できる。そこで先の例にとれば製薬メーカーはペニシリンを１００円ではなく80円で下ろしてくれるようになるはずだ。製薬メーカーは、帳簿上、１００円で卸してくれるので、病院は1錠出すたびに、チャリンと20円がポッケに入ってくる。こうなれば、あと医者とメーカーはやりたい放題、というか、そうならないほうがおかしい。

本当ならペニシリン1日1錠3日分でいいところに「念のため」と1週間分を出す。薬を飲み過ぎると胃が荒れるからと胃薬、さらに便秘になるかもと便秘薬、あとはメーカーの赤字分を補うために不必要なビタミン剤などもガンガン出してやる。

風邪の患者は、まさに「ネギを背負った鴨」。今では風邪なんて病院に行かなくても1日、2日、安静にして寝ていれば治ると多くの人が知っている。しかし、担当編集者も言っていたように、１９９０年代ぐらいまでは風邪は病院に行くのが「常識」だった。

「風邪ですか、じゃあ、まずは、抗生剤、それに栄養剤の注射もしておきましょう。楽になりますよ。咳、酷いですねえ」

「はい。ケホンケホン」

「いけませんねえ、じゃあ、咳止めシロップと、ドロップ、あと、うがい薬も出しますね」

「熱もなかなかひかないんですよ」

「うん、ああ、熱も高いですね。さぞ辛かったでしょう。はい、解熱剤、と、鼻水がひどいときは鼻炎薬もありますよ。食事はちゃんと食べていますか?」

「いやあ、食欲がなくて」

「ああ、しっかり食べないと治りませんよ。仕方ないですね。ビタミン剤をセットで出しておくので、とりあえずはそれで。ほかに、どこか体調は?」

「そういや、腰が痛くなってきて」

「臥せりがちですものね。そうだ、湿布と塗り薬も出しときますよ。湿布でカブれたときは、念のためステロイド剤も出しておきますから、安心してください」

「そりゃあ、ご親切に。助かります」

「お大事に。何かあれば、いつでもいらしてくださいね。診療時間外でも診ますんで」

「うっ、うっ、先生のような患者思いのお医者様がいて、ホント、ありがたいです」

こんな会話が冗談ではなかったはずだ。

ともあれ、山ほど薬をもらっても3割負担ならば診察代込みで2、000円程度。ドラッグストアで買えば何千円分となる薬をもらっているので高いとすら思わず、親切な医者と感謝するぐらいだろう。これが企業や各種団体で加入できる健保（健康保険）ならば、もっとすごいことになる。１９７０年代までは初診時に一部を負担する定額制で高齢者は原則無料の時代。１９８４年から２００１年までは1割負担だった。当然、もっとお気軽お手軽に大量の薬を出したことだろう。

寝てれば治る病気で帳簿外の副収入で何千円も儲けさせてくれるのだ。寒空の中、わざわざ風邪で来院する患者、とくに健保の保険証を持った人など「お金」を運びに来てくれているのと一緒だろう。そりゃあ、医者の愛想もよくなる。坊主丸儲けというが、まさに「医者丸儲け」。それを支えていたのが、この「薬価差益」なのである。1兆3、０００億円がアングラマネーになっていたというのも納得できよう。

ちなみに風邪で抗生剤を打ったところで、何も効果はない。インフルエンザや風邪のウイルスに、既存の抗生物質はまったく効果がない。顔にできた吹き出物が、なぜか、治っているぐらいだろう。もっと言えば風邪やインフルエンザで高い熱が出るのは、熱でウイルスを殺すためだ。下手に解熱剤を処方すればウイルスが体内に残り、治ったと思って無理をすると残ったウイルスが肺や、酷いときは脳で再繁殖する。これが急性肺炎や急性脳炎で、そうなると正真正銘、命に関わってくる。実際、そうして亡くなったり、後遺症になったりするケースは本当に多かった。そもそも大量の薬を飲んで身体にいいはずはないのだ。胃が荒れ、腹を壊し、それで体力が落ちて、また病院に通えば、それこそ別の病気に感染するリスクも高まる。薬価差益ほしさに薬を出し過ぎる行為は、完全に「医原病」なのである。

いずれにせよ、医師優遇税制と薬価差益のコンビがあれば、どんなヤブ医者だろうと、簡単、確実にアコギに儲けられることは理解してもらえたと思う。医者が、やたらと我が子に医者になれというのも頷けよう。これほど楽な商売はないと知っているからなのだ。

＊日本医師会による日本医療占領

日本医師会が、いかにして日本の医療体制を乗っ取ったのか、今一度、整理しよう。

まず医師会は、リーダーである武見太郎が吉田茂の主治医という立場を利用して「医師優遇税制」の導入に成功する。

戦後の混乱期で日本自体が貧しかった時代である。優遇税制で病院が潰れにくくなるだけで民間療法より圧倒的に有利となる。これで全国各地に医師会系列の病院や診療所が隅々まで広がった。そして戦後復興するや、医師会は国民皆保険導入を政府に強く働きかける。国民皆保険制度は、敗戦直後の1948年、GHQの指導で、公的医療保険となることが決まっていた。国民皆保険を否定してきたアメリカ本国と違う決定をしたのは、それが日本医療体制乗っ取りに不可欠だったからだろう。

1961年、日本医師会は全面ストライキを武器に、ついに国民皆保険の導入に成功する。ここで重要なのは、医師会がストライキを盾に政府に要求したのは、保険対象医療を「西洋医学」に限定させることにあった。庶民の間で広く普及していた鍼灸院やあん摩院、整体接骨院は、適用外にしたのである。

高度成長時代になると、3割負担の国民皆保険導入に加え、経済発展する企業や各種団体を中心に健康保険組合の創設ラッシュが起こった。先にも述べたが、健康保険は「定額制」が売りだった。のちに歩合制となっても1割負担と低く抑えられた。

この瞬間、「病院は高くて庶民にはなかなか行けない」という江戸時代以降、300年続いた日本人の価値観は崩れ去った。西洋医の病院は、日本で最も安い「医療」となったのだから。その一方で医師会は、病院経営を日本で最も儲かる「商売」へと進化させていく。それが先ほど紹介した「薬価差益」である。

当たり前だが、この薬価差益は脱税なのだ。ただでさえ医師優遇制度（この制度は1979年まで、25年間続いた）で恵まれているのに脱税までされては税の公平性に著しく欠ける。とくに怒り心頭だった旧大蔵省の役人たちは政治家に働きかけ、医師特権剥奪を図り続けてきた。その結果、医師会と大蔵省はついに全面対決を迎える。

それが1971年の医師会主導による全面ストライキなのだ。

武見の理論によれば、「薬価差益」とは、不当に低く抑えられている診療報酬を肩代わりしているものにすぎない。薬価差益を返上しろというのならば、その分、診療報酬を上げろ、と要求してきたわけだ。医師会の主張をまとめれば、以下となる。


現在の医療は銀座の一等地の高級寿司屋と場末の回転寿司で値段が一緒になっているようなものなのだ。よく考えてみろ。それどころか、値段は回転寿司に合わせている。

我々、西洋医は、ずば抜けた頭脳の持ち主であり、超難関の医学部に入り、厳しい勉学と修業を経て医師となった。そんなスーパーエリートに診てほしいならば、本当は今の10倍、20倍の金を払うべきなのだ。事実、戦前までは、庶民が銀座の高級寿司を食べられなかったように病院にかかることさえできなかった。

それが今ではどうだ。誰もが蕎麦屋に行くように病院に来ている。それは我々が国民の健康を考えて「安値」で我慢してやっているからなのである。そんな我々に対して文句を言うなど言語道断（ごんごどうだん）。薬価差益ごときでガタガタ言うなら、医療をストップしてやる！


とまあ、これがストライキの理由である。この武見の理論に、大蔵官僚、というか、政府

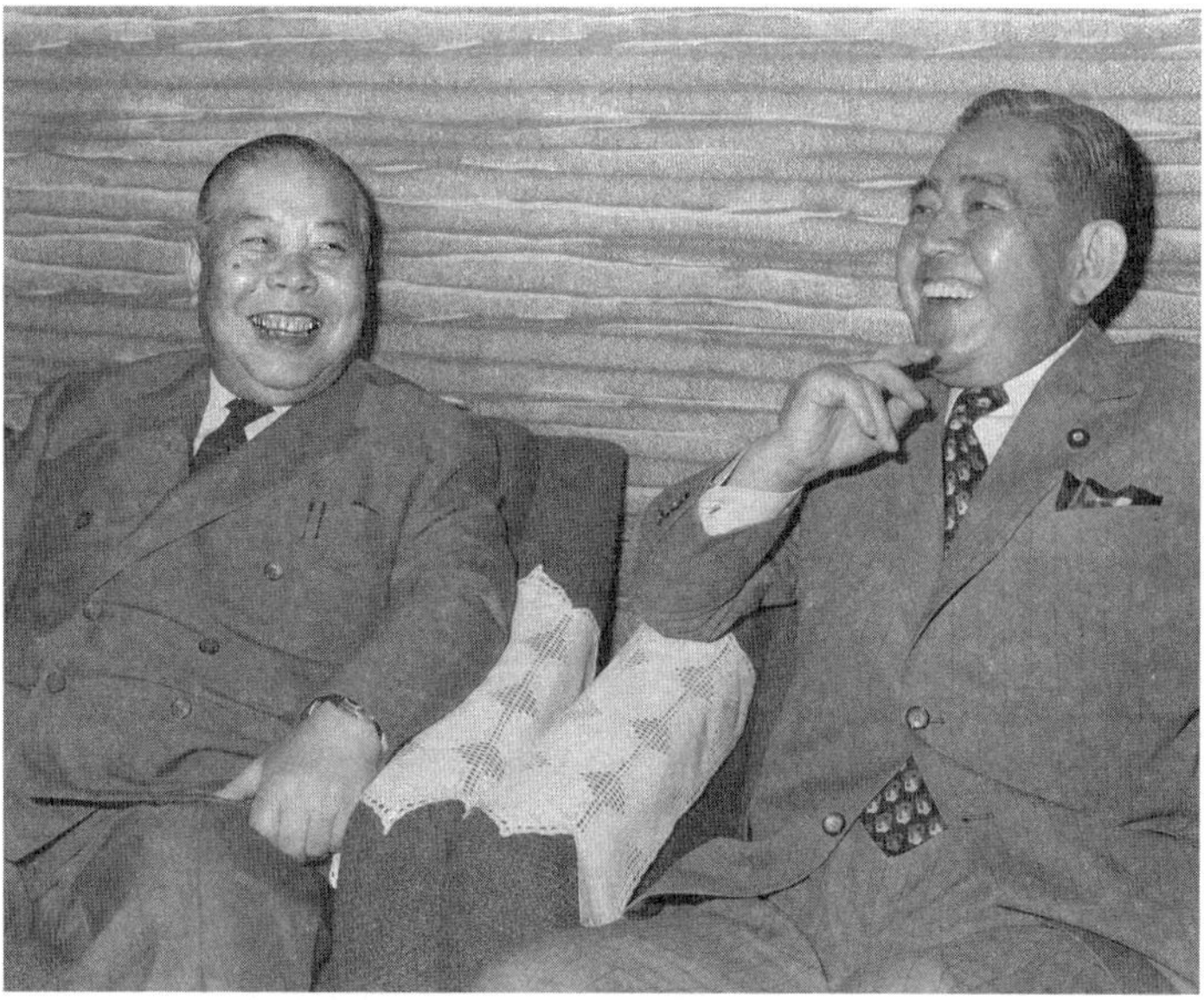

時の総理・佐藤栄作（右）と「保健医辞退」の打開策を話し合う
武見太郎・日本医師会会長（当時。左）［写真提供：時事］

は撤退を余儀なくされ、薬価差益は見て見ぬふりで決着する。確かに医師会が主張するように日本の診療報酬は欧米より格段に安かったからだ。

だが、ここには巧妙なトリックが仕掛けられていた。

前章でも詳しく述べたように西洋医学は、もともと採算度外視の医療行為なので「高くて当たり前」なのだ。だから庶民は気軽に利用できる民間療法を利用してきた。武見の「寿司屋」理論で言うならば、高級な寿司屋でなくとも、懐が寂しいときは「うどん屋」や「牛丼屋」でも構わなかった。むしろ、状況に応じてすみ分けてくれたほうが選択肢も広がって、ありがたいぐらいだろう。

ところが日本医師会は、外食＝寿司屋と決め付け、寿司屋が高いというのならば、うどん屋より安くしてやる、と押し付けてきた。そう、誘導してきたのだ。その挙句、安くした分、税金を優遇しろ、儲けが減った分、客にお土産（薬）を渡して帳尻合わせるから、その代金は国が払え、と論理をすり替えてきたのである。

外食が寿司屋に限定され、それが安いとなれば、あらゆる外食産業は寿司屋以外、すべて崩壊することになる。それでも商売を続けたければ、寿司屋の傘下に入るしかなくなる。うどん屋だろうが、牛丼屋だろうが、どんなお店だろうが、店員から値段、その資格まで、すべて「寿司屋」（医師会）が管理することになる。

これが戦後25年間、わずか四半世紀の間に日本に起こった実態だった。日本医療「占領」戦争に、見事、日本医師会は勝利した。日本医師会の勝利は、数百年の長きにわたって日本人を支えてきた民間療法の敗北と崩壊を意味した。明治維新以後、ドイツ医療ギルドの横暴の中でも生き延びてきた民間医療の伝統は、こうして失われていったのである。

繰り返すが薬価差益は、医師が自由に使えるアングラマネーである。要するに医師会が医療侵略戦争で撃ちまくってきた「実弾」なのである。日本医師会という開業医の団体（軍団）に実弾（政治家への献金）の補充が必要となれば、選挙前、医薬品メーカーに「薬価」

の引き下げを要求すれば、簡単に集めることができる。選挙のたびに膨大な実弾が飛び交うのだ。医師会に立候補者が殺到するのも当然であろう。

庶民が頼りにしてきた民間医療を失えば、人々は否が応にも西洋医療に依存するしかなくなる。選択肢がなくなれば、人は「いい悪い」の判断が鈍くなる。悪いと気づいてもどうしようもないと諦めてしまう。独裁体制の弊害は、まさにそこにある。

かくして日本でも「人殺し」医療が始まっていく。それはアメリカやイギリスとは違う「日本型」の医原病を生み出すことになった。

――「予防接種」、ワクチンビジネスである。

＊肝炎ウィルスの蔓延の陰に覚せい剤

疫病や感染症の予防接種は、西洋医学のシンボルといっていい。

現在も接種が義務づけられており、国費で負担しているジフテリア、百日咳、破傷風（3種混合ワクチン）、麻疹（はしか）や風疹、日本脳炎、結核など、任意ではおたふく風邪や水疱瘡（みずぼうそう）などがある。これらを受けさせている親御さんも多いことだろう。そこで注意してほしいのは、乳幼児の段階で、絶対に予防接種をしないことだ。病気が怖いからといって、焦って乳幼児に予防接種を行うと、突然死するケースが少なくない。ある程度、身体が成長してから行う。乳幼児にワクチン接種を勧める医者は信じないことだ。

予防接種の問題は、日本の予防接種が深刻な「医原病」をもたらしていることにある。もっといえば計画的に「病気」を仕組んできた疑いがあることなのである。

今回、集めた資料の一つに人気イラストレーターのがん闘病記があった。『キン・コン・ガン！ガンの告知を受けてぼくは初期化された』（文春文庫ＰＬＵＳ）である。著者は渡辺和博氏。文化人として活躍していたようなので知っている人もいるかもしれない。この本が興味深いのは、日本の医原病をさりげなく、そして命がけで告発していることにある。

闘病記によれば、渡辺氏は２００３年、末期の肝臓がんが発覚した。Ｃ型肝炎キャリアだったのだ。Ｃ型肝炎に感染すると長い潜伏期間を経て発症した際、ほぼ間違いなく肝硬変から肝臓がんへと悪化していく。１９５０年生まれの渡辺氏は、自分がキャリアだった理由を子供時代の予防接種が原因と推察する。彼が子供時代の１９６０年代は予防接種が最も盛んで学校で集団接種を受けてきたからだ。

ここで重要なのは、１９８８年頃まで注射針は使い回しが当たり前だったことにある。つまり、クラスの誰か一人でも肝炎キャリアだとクラスや学校で、一斉に血液感染する可能性が高まる。事実、予防接種が義務化した１９４８年。それ以降から１９８８年までの40年間、たくさんの人が肝炎キャリアとなっている。

厚生労働省が管轄する国立感染症研究所もC型肝炎キャリアに感染したのは推定100万人から150万人、その最大の原因が1988年以前の集団接種と認めている。薬害肝炎といえばキャリアの血液製剤による二次感染が社会問題となっているが、むしろ、こちらの集団接種感染のほうが、よっぽど深刻な問題であろう。

国立感染症研究所のデータによれば、1・7億人と推定されるキャリアの大半は栄養状態の悪い途上国に集中している。C型肝炎ウイルスは、もともと感染力が弱く、先進国では、よっぽどのことがなければ、まず感染しない。そのため先進国の多くでは肝炎ウイルスそのものが存在しないぐらいなのだ。

渡辺氏も「なぜ日本にはC型肝炎ウイルスが蔓延しているのか」と疑問を投げかける。そして、ある結論に達する。

ヤクザ映画の「仁義なき戦い」で有名な広島で育った彼は、幼少時代からシャブ中（覚醒剤中毒患者）が注射を使っている光景をよく目撃していた。覚醒剤中毒者は、この注射（ポンプ）を仲間内で使い回す。覚せい剤の使用で体力が弱っていれば、肝炎ウイルスに感染しやすくなる。中毒者が倒れたら近所の病院や診療所に運ばれる。医師は注射を使う。その注射針を今度は風邪や腹痛で、たまたま病院に来た小学生に使う。そのキャリアとなった小学生から集団接種中に、運悪く自分に感染したのではないか、そう推察しているのである。

さらに付け加えよう。日本に覚せい剤中毒が多いのは、覚せい剤の成分メタンフェタミンを日本人医学者が開発（1919年）、その覚醒作用に注目した旧日本軍が武田薬品工業などに製造させてきたからだ。覚せい剤は軍需物資だったのである。それが戦後、放出軍需物資として出回った。それが有名な「ヒロポン」である。このヒロポンが禁止となるのは1951年。つまり、予防接種が義務化されたときには、すでにシャブ中患者から肝炎ウイルスが予防接種によって子どもたちに広がっていたのだ。しかも覚せい剤には強烈な依存作用がある。一定のボリュームで中毒患者が存在すれば、暴力団の重要な資金源となるだけに違法製造によって供給は続く。違法なので高値で取引され、覚せい剤ほしさに犯罪に手を染める。僕に言わせれば、ヒロポンを販売したこと自体、重大な「医原病」と思っている。

なぜならメタンフェタミンを管理していたのは旧日本軍の「軍医」だからである。しかも日本医師会はヒロポン販売と集団接種に関わってきた、肝炎ウイルスの「パンデミック・フルー」（感染爆発）を仕掛けた張本人、そう糾弾されてしかるべきだろう。

＊インフルエンザワクチンは笑いが止まらない美味しいビジネス

とはいえ危険な疫病や感染症の予防接種の場合、まだ同情の余地はあろう。問題は、集団接種による肝炎ウイルス感染の多くが、不必要な予防接種で起こった、いや、不必要どころか、医者の金儲けで引き起こされていた可能性が高いことなのだ。

インフルエンザワクチンである。

１９７７年から１９７８年にかけ、ソ連型と呼ばれたインフルエンザが日本でも大流行した。そこで医師会はインフルエンザワクチンの予防接種義務化に乗り出し、一大キャンペーンを行った。その結果、１９７８年以降、順次、全国の市町村で集団接種が行われるようになった。

日本医師会は、インフルエンザ大流行に「待ってました」と手を叩いて喜んだことだろう。病院に患者が殺到するだけではない。インフルエンザワクチンでぼろ儲けできるからである。

開業医にとって予防接種は、さほど旨味のある商売ではなかった。保険で義務化されている通常の予防接種は１回やれば終わってしまう。一度ワクチンを打てば、抗体ができるからだ。医者が任意の予防接種を薦めても、子どもは嫌がって拒否する。医師会が積極的に学校などの集団接種を義務化するよう求めてきたのも無理矢理、注射するためなのだ。しかし任意の予防接種は発症しても生命に関わるほど悪化もしないことが多い（だから任意なのだ）。

実際、1回3,000円するインフルエンザワクチンの原価は350円。それがメーカーや問屋、流通を経て医師（病院）に1,000円で卸される。つまり、注射一本で2,000円が懐に入ってくる。それが毎年、自治体予算で全児童分を接種できるのだ。笑いが止まらないとは、このことだろう。

それでも効果があればいいが、効果自体もない。それどころか副作用もかなり強い。

「確かに、1978年ごろ、受けましたよ、学校でインフルエンザの予防接種を。私は最初の1回で、ゲーゲー吐いちゃって、2、3日、学校を休んだんですよね。それで副作用が出たというんで、翌年から受けなくていいことになってラッキーでしたよ。インフルエンザ？大人になってから1度、なったきりですかね」

担当者編集者のコメントである。嘔吐程度で済んで、本当によかった。そもそもワクチンは「病気」に感染しても悪化しないように弱めたウイルスに感染させる行為だ。体力がない乳幼児や高齢者には、その弱めたウイルスで悪化、死亡するケースもある。

元気そうな小学生でも、子どもは基本的に体内の免疫システムが未成熟で不安定だ。そのためワクチン（ウイルス）に過剰反応してアレルギーが出やすい。担当編集者に副作用が出たのは小学校の低学年だったからだろう。さほど珍しいケースではないのだ。

効果はない。副作用は出やすい。何より高い。それでインフルエンザの集団接種は、19

９４年、予防接種法改正で義務化から外された。

しかし、現在でも冬場になるたびに「予防接種をしよう」と医師会はキャンペーンを張って、人気俳優やスポーツ選手に「ええ、受けました。身体が資本ですから」「いま、ドラマの撮影中なんで仕事に穴は空けられませんからね」と、さりげなく言わせている。まるで予防接種をしない人間は「いい加減な奴」とレッテルを貼るかのように。

断言していい。医師会による「ステマ」（ステルスマーケティング／見えない広告）であろう。金を払って、彼らにそう言わせているのである。

いずれにせよ、１９９４年に義務化が廃止されるまで、１９８８年頃までは、このインフルエンザ予防接種で、かなりの肝炎ウイルスがばら撒かれたはずだ。ウイルスを予防するどころか、そのウイルスの感染ルートになっていたのだ。誰か一人、クラスメートや学校でキャリアがいれば、集団で汚染されてしまう。

「広がるC型肝炎、３割が『陽性』の地域も」（『読売新聞』２０００年2月9日）

日本では、毎年、年間３万人前後が肝臓がんで亡くなっている。年間34万人がなくなるがん死亡者のうち、１割弱を占めている。きっと、少なくない人たちがC型肝炎発症で渡辺和博氏のように亡くなっていることだろう。

すべては西洋医学独裁の医療体制が生み出した弊害なのである。

＊健康診断の義務化で医療被曝世界一

日本型医療体制の「医原病」はワクチンビジネスだけではない。日本医師会が次なる「金儲け」として仕掛けたのが「健康診断」だった。

１９７２年、あのストライキの翌年、労働安全衛生法がさりげなく改正される。企業や団体、市町村などの自治体で、健康診断が義務化されたのだ。

この「健康診断」によって、日本人の健康は脅かされることになる。

――医療被曝、である。

「医療被ばく量、世界最多」（『毎日新聞』東京朝刊、２０１１年11月20日）

そんな新聞の見出しが出るぐらい、日本人は医療被曝を受けている。その最大の原因がエックス線によるレントゲン撮影であろう。そのレントゲンを受ける機会となっているのが義務化された会社や自治体の定期健康診断なのだ。

国民１人当たりの平均医療被曝量は年４ミリシーベルトにのぼる。これに自然被曝分を加えれば５・５ミリシーベルトだ。国が定めた安全基準の年６・５ミリシーベルトより低いからといって安心はできない。

ヨーロッパで、こんな実験が行われているからだ。

フランスとチェコスロバキア（当時）の医療チームが、肺がん検診を評価するために、ある調査を行った。

中年男性、愛煙家6、000人ほどを対象に、年2回のレントゲン撮影検査を3年連続で受けるグループと、もう一方は検診を受けない、レントゲン撮影をしないグループに分けて調査を行った。本来の調査目的は、それで肺がんの早期発見率に違いが出るかを比較するためのものだった。ところが思わぬ調査結果に合同チームは愕然とする。

調査実施から3年後、追跡調査をしたところ、なんと、レントゲン撮影を受けたグループでは341名が死亡、受けなかったグループ291名の死亡数に比べて50名も多かったのだ（『長寿のための医療非常識』岡田正彦著、光文社、より）。

レントゲン撮影による医療被曝では、医師たちは「せいぜい0・1ミリシーベルト。ごく微量で人体に影響はない」と言い続けてきた。それなのに明らかな差が出たのだ。

残念ながら日本は、もっと深刻であろう。というか、もっと酷い状況と考えて間違いない。なぜなら日本の健康診断では「間接撮影」タイプのレントゲンを使用しているからだ。

レントゲン撮影には「直接撮影」と「間接撮影」の二種類のタイプがある。

直接撮影が身体を透過したエックス線で直接、フイルムを感光させるのに対して、間接撮影は、エックス線を蛍光板に当てて、いったん蛍光板を発光させ、その間接光をフイルムに焼き付ける。直接撮影方法は、要するにポラロイド写真のように一枚、一枚、撮影する。それでは健康診断のような多人数を扱うときに時間がかかり過ぎる。そこで蛍光板に迂回することでカートリッジ式のフイルムを使用できるようにした。普通のカメラのようにバンバン撮影して、フイルムが終われば、カートリッジを取り替えるわけだ。

ここで需要なのは、直接、感光するタイプに比べて、蛍光板をいったん、光らせて撮影する間接型は、直接撮影型よりはるかに強力なエックス線を照射することであろう。だいたい、10倍から20倍、強い放射をする。しかも二重に反射させているので画像もすこぶる悪く、どんな名医でも間接型だけを診て病気を発見するのは不可能と言われているシロモノなのだ。

じゃあ、何のためにやっているかといえば、健康診断の箔付け、ちゃんと仕事してますよ、という虚仮威し（こけおど）であり、だから金を払え、毎年、続けろというハッタリなのだ。

さっきのヨーロッパの実験で使用されたのは、直接撮影タイプであろう。基本的に日本以外では、この間接撮影タイプをほとんど使用しないからだ（役に立たないのだから当たり前であろう）。日本でも病院にあるのは直接撮影タイプで、つまり、間接撮影で、ちょっとでも「怪しい」と思ったら、病院の再検査で今度は直接タイプでレントゲン撮影をすることになってしまうのだ。

よく健康診断で引っかかって再検査をすると「何ともありませんでした」だったという話を聞くだろう。あれは間接撮影による診断がまったく役立たずのためであり、むしろ、画像が悪いことを利用して再検査で病院に誘導するのが目的なのだ。

こうして日本人は、「健康診断」という糞にも役に立たない無意味な検査で、世界一、医療被曝を受けてしまっているのである。

さっきのヨーロッパの実験を、年間4ミリシーベルトの被曝を受けている日本人でやったとすれば結果は、もっと凄まじいことになるかもしれない、というか、間違いなく恐るべき結果が出ることだろう。

健康診断は「医療被曝」をもたらして日本人にがんを引き起こしている。健康診断の義務化とは、日本人に間接撮影タイプのレントゲンを受けることを毎年、義務づけた、悪魔の制度といっていい。

これがどれほど危険か。それを教えてくれたのが、2012年、「iPS細胞の発見」でノーベル生理学・医学賞を受賞した山中伸弥教授であろう。

＊医療被曝による細胞のがん化を知っていた武見太郎

ｉＰＳ細胞＝人工多能性幹細胞とは、ごく普通の成熟細胞に３つ（発見当初は４つ）の遺伝子を組み替えてやると細胞がリセット（初期化）されて幹細胞となる。周囲の細胞に合わせて増殖を始めるようになるのだ。たとえば損傷した角膜にｉＰＳ細胞をセットするだけで自然回復する。ｉＰＳ細胞が再生医療の切り札といわれるゆえんだ。素晴らしい研究成果といっていいだろう。

しかし、このｉＰＳ細胞の発見が世界中の科学者を驚かせたのは、それで「がん化のメカニズム」がわかったからである。事実、山中教授も「実用化の最大の関門は、ｉＰＳ細胞をがん化させせないシステム」と語っているぐらいで、ｉＰＳ細胞とがん細胞の違いは、人間がコントロールしているかどうか、それだけの違いなのだ。

実際、がん研究において「何をすればがんになるか」は、十分、解明されているのに、「なぜがんになるのか」は、よくわかっていなかった。その解答としてｉＰＳ細胞のメカニズムが注目されている。ｉＰＳ細胞は、通称「山中因子」と呼ばれる３箇所の遺伝子を組み替えてやる。それでｉＰＳ細胞となるならば、逆に、この山中因子を「破壊」してやれば細胞ががん化、つまり悪性新生物となる可能性が出てきたのだ。

そこで放射線である。レントゲンなどのエックス線（電磁波）が人体を透過する際、DNAにぶつかると、その塩基配列を破壊する。細胞が深刻なダメージを受けると正常な機能が失われ、通常、細胞はアポトーシス（自死）する。これが放射線治療や放射線殺菌の基本的なシステムとなる。

問題はここからだ。レントゲン撮影、とくに間接撮影タイプは、局部に強力なエックス線を照射する。確かに放射線総量はたいしたことはない。しかし、短期間で局地的に放射線が照射されれば、さっきの「山中因子」にぶつかる確率は加速度的に上昇する。

自然被曝は、24時間365日、ゆっくりゆっくり、霧雨のように放射線が人体にぶつかって被曝する。その安全基準値が6・5ミリシーベルトなのだ。

しかし医療被曝の場合、集中豪雨のように局地的に短期間で4ミリシーベルトも被曝しているのだ。水鉄砲と夜露の、どちらのダメージが強いかなど説明するまでもあるまい。とくに健康診断で集中的に照射される胸部の細胞は、当然、「山中因子」を破壊されてしまう確率が高くなっていく。つまりがん化する可能性が高いのだ。

ちなみに現在では、この間接タイプのレントゲン撮影より200倍強力な放射線を照射するCTスキャンが普及している。しかも世界の全CTスキャンの3割は、日本にある。

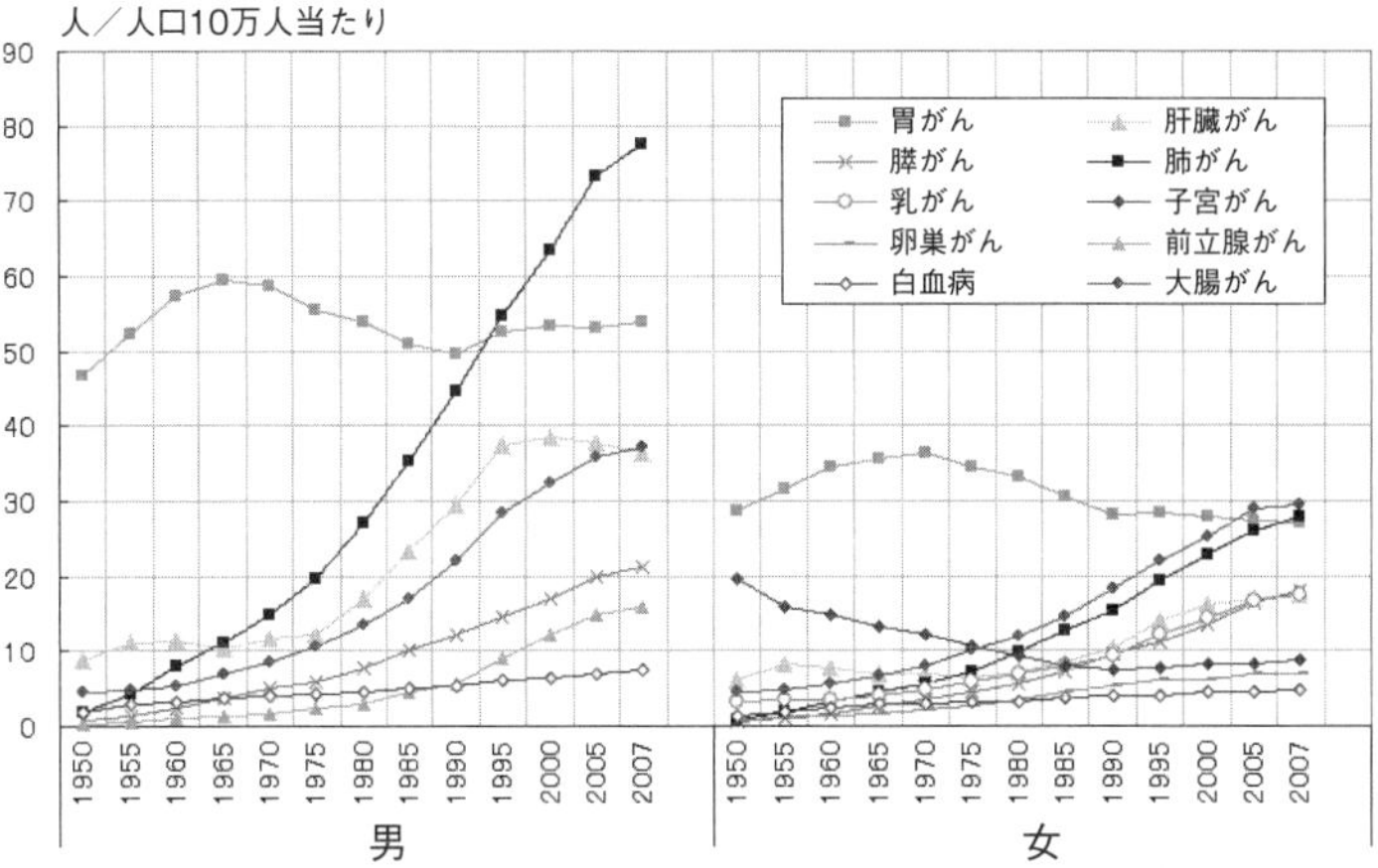

（注）肺がんは気管、気管支のがんを、子宮のがんは子宮頸がんを含む。大腸がんは結腸と直腸S状結腸移行部及び直腸のがんの計。

（資料）厚生労働省「人口動態統計」

【このデータは、社会実情データ図録（http://www2.ttcn.ne.jp/honkawa/）からの抜粋】

図　主な部位別がん死亡率の推移

上の表をみてほしい。厚生労働省が発表している「主な部位別がん死亡率推移」である（http://msw316.jpn.org/01kenko/10roentgen/ganshibouritsu_suii.html）。

1970年代、とくに1975年以降、とくに男性の肺がん、肝臓がん、すい臓がんが急上昇していることがわかるだろう。胸部を中心にがんが急増し始めたのだ。

さて、質問しよう。日本の健康診断が義務化されたのは？ そう、1972年からである。これを偶然ですませるわけにはいくまい。

もう一度、質問する。

健康診断の義務化をはかり、間接撮影

タイプのレントゲン撮影を導入した日本医師会の「将軍」武見太郎は、どんなキャリアを持っていたのか、覚えているだろうか?

――放射線による人体への影響、である。

武見太郎は、戦前、日本最高の研究機関だった理化学研究所で、日本最高の原子物理学者であった仁科芳雄のチームに在籍していた研究者でもあったのだ。

そしてレントゲンはドイツのヴュルツブルク大学教授のヴィルヘルム・レントゲン博士が1895年に発見、目に見えない不思議な光ということでエックス線または、発見者の名前をとって「レントゲン線」と呼んだドイツ医療ギルドの最高傑作なのである。

武見太郎は、1983年、くしくも胃がんで亡くなった。生前の武見太郎は、決して西洋医薬を口にしなかった。体調が悪いときは漢方薬しか飲まなかった。周りは医者だらけで、自身も開業医周囲から健康診断を勧められても絶対に受けなかった。武見太郎は、どんなにながら拒否し続けたのだ。日本人に健康診断を勧め、薬価差益目的に大量の医薬品をばらまいてきた張本人が、である。

ある大手弁当チェーンの社長は、絶対に自社製品を口にしない。弁当には保存剤や添加物が山ほど入っていて危険と知っているからだ。また、ある大手家庭用洗剤メーカーは、自宅で妻や子どもに自社製品ではなく普通の「石鹼」を使えと命じていた。

そんなアンモラルな経営者と一緒というわけだ。

＊真の黒幕は誰だ？

武見太郎は、日本人に大量のがん患者が生まれることを知っていた可能性が高い。知っていて、健康診断の導入を推し進めたのである。

医師にあるまじき行為に、なぜ、彼は手を染めたのか？

ここに一冊の本がある。タイトルは『誰も書かなかった日本医師会』（草思社）。著者は元地方紙記者から医療ジャーナリストになった水野肇氏である。タイトルこそ刺激的だが、中身は医師会を擁護し、武見太郎の功績を持ち上げる、いわゆる「提燈本」。だからといってバカにしてはならない。褒めることが前提だけに、ついつい、本人も、チェックする側も油断して重要な秘密を漏らすことがあるからだ。

気になる記述を見つけた。

「問題は、前にも述べた〝キングメーカー〟の存在である。東京医師会内部には、当時、表に出ずに陰で人事を操る人たちがいて、どういうわけだが隠然たる勢力を持っていた。（中略）〝諸悪の根源〟だったといわれている」（『誰も書かなかった日本医師会』185ページより

引用）

武見太郎が絶対的な権力を握ってきたのも表には出てこない東京医師会内部の「闇の勢力」があって、それが武見の死後も医師会を支配してきた、そう、著者は語っている。

医師会の背後にいる「謎の勢力」を匂わせているのだ。

要するに軍医の連合体だった日本医師会が「正規軍」、表の軍隊だったとすれば、その謎の勢力が、「ゲリラ部隊」、一種のマフィアだった可能性は高い。

正規軍である医師会の役目は、日本の医療体制を完全支配することだった。そして、日本独特の医原病を蔓延させながら、西洋医学独裁体制を築いてきた。

となれば「闇の部隊」の役割はひとつしかない。

今、日本の医療が崩壊すれば、日本人は大変なことになる！

この世の中には、危険な病気やウイルスが蔓延している！

高度な西洋医学でなければ対処できない！

人類の未来は西洋医学とともにある！

日本の医療体制は、どんな問題があっても絶対に、この体制を維持して守っていかなければならない、そう、日本人に思わせ続ける。そのためには、世界中で戦乱が頻発し、危険な未知のウイルスが蔓延し、想像を絶する謎の病気が広がればいい。

そうして「病気」を処方する「闇の医師」たちが生まれた。
まどろっこしい言い方はやめよう。
闇の勢力を追っていくと、ある組織に辿り着くことになる。
——あの731部隊であった。

第5章

医療マフィアの誕生

薬害エイズ事件の真実

＊薬害エイズ事件の深い闇

病を処方する「闇の医師」。その言葉を聞けば、多くの読者が「薬害エイズ事件」の関係者を思い浮かべることだろう。

１９８０年代にかけ、加熱殺菌処理をしていない輸入血液製剤によって、血友病患者１、８００人以上が「エイズ」（ヒト後天性免疫不全症候群）、ＨＩＶ（ヒト免疫不全ウイルス）に感染した事件のことである。

全血友病患者のうち４割の人が感染、６００人以上が亡くなるという実に痛ましい事件だった。血友病は血液が凝固しない遺伝子病で、ちょっとした出血、たとえば鼻血などでも命に関わる。そのため日常的に血液を凝固させる血小板を抽出した血漿（けっしょう）から作った血液製剤を服用する。その命をつなぐ薬で命を奪われたのである。患者本人のみならず家族までどれほど苦しめたことか。感染を苦に自殺した人も少なくなかったぐらいだ。

この事件が大きな社会問題となったのは、製造、販売した医薬品メーカー、その医薬品を認可した厚生省（現厚労省）、薬の使用を勧めた医師たちが「汚染」を知っていたことにあった。知っていながら、何の対処も行わなかった。この呆れた実態に世間は激怒したのである。事実、1989年から始まった「薬害エイズ訴訟」の裁判で、信じられないような事実が次々と明るみになる。

まず、日本に輸出した外国メーカーは、エイズウイルスに汚染されている可能性を熟知していた。彼らは欧米向けにはウイルスを殺菌処理した加熱製剤へと切り替えておきながら、汚染で売れ残った非加熱製剤を日本で売りさばいたのだ。販売を担当する国内メーカーは、それを十分承知したうえで輸入していた。国民の安全のために水際で阻止する役目を担っているはずの厚生省も、あっさりとスピード認可した。医師たちは医師たちで「在庫一掃」と患者に服用するよう積極的に勧めた。しかも厚生省が危険な非加熱製剤を認可し、安全な加熱製剤を締めだしてきたのは加熱製剤の開発に手間取っていた国内メーカーの救済のためだった。実際、許認可権を持つ厚生省の役人、治験を担当した医師たちに製薬メーカーから賄賂(わいろ)が飛び交っていたともいう。

ここまでくれば「医原病」というより大量殺人事件といいたくなろう。薬害エイズ事件の関係者は、血友病患者が「エイズに感染して死ぬかもしれない」と理解していた以上、殺人罪と同等の「未必の故意」が問われてしかるべきだ。

いずれにせよ、薬害エイズは、「死を処方する医師」たちによって引き起こされた。それは「病を処方する闇の医師」が実在している現実を私たちに突きつける。

確かに薬害エイズは酷い事件だった。

しかし、改めて事件を検証していくと、ある疑問が浮かんでくる。

薬害エイズ事件は「確信犯」だったのではないか……、という疑念である。

血友病患者が大量にエイズを発症すれば、否が応にも事件は発覚する。どんな言い訳をしようとも関係者は刑事的社会的に罪に問われる。「知らなかった」「気づかなかった」で済まされるはずはない。

そこまでしても「やる価値があった」、そう考えていたのではないか。

血友病患者たちは、血液製剤を使用すればB型肝炎などのウイルスに感染するリスクを承知していた。それでも非加熱製剤は、旧来のクリオ製剤より副作用も少なく効果もてきめん。血友病患者にしてみれば数十年後、肝硬変になるリスクを理解したうえで、使う価値が高いと血液製剤を使用した。つまり、ウイルス汚染の問題は関係者にすれば「常識」であったのだ。１９８１年、ＨＩＶの存在が全世界的に騒動になった際、欧米の政府機関によって、すぐさま非加熱製剤を回収するよう処置が取られたのもそのためで、数十年後の肝炎ならまだしも、免疫機能が崩壊して無残に亡くなるエイズでは、あまりにもハイリスクすぎる。当然、日本の医学関係者もエイズ騒動が起きた時点で、非加熱製剤の危険性は認識していただろうし、いずれ事件化することも分かっていた。

大量殺人を犯してまで「やる価値」とは、いったい、何だったのか。この謎を追究していく時、薬害エイズ事件が抱える深い闇へと辿り着くことになる。

それが「医療マフィア」なのである。

＊意図的に汚染された血液製剤

薬害エイズ事件でいうならば、基本的に日本側の問題ばかりが注目されてきた。

しかし、そもそもの問題は、血液製剤の製造過程で、なぜ、あれほど多くのＨＩＶウイルスが混入することになったのか、実はこちらのほうがはるかに重要なのである。

先ほども説明したように、非加熱製剤はウイルス汚染のリスクがある。とはいえ、エイズ騒動が起きた時点では、それほど汚染のリスクは高くなかった、最初のエイズ患者が認定された１９８１年、感染の中心地はアフリカであり、アメリカの場合でも注射を使いまわす麻薬中毒患者、あとは同性愛者、とくに男性の肛門性交による血液感染が中心だった。１９８０年代半ばでも、アメリカ本土でキャリア（感染者）は数万人レベルでしかなかった。ちなみにＨＩＶキャリアは、ＷＨＯ（世界保健機関）の発表では２００４年で全世界５、０００万人である。Ｂ型肝炎ウイルスは世界で３・５億人、日本でも１３０万人以上が感染している。もともとＨＩＶキャリアは、他のウイルスに比べて圧倒的に少ないのだ。アメリカで売血による血液を買い付けたにせよ、限定的な拡散だったことを考慮すれば、ある程度のチェックで、十分、汚染させずに対処できたはずなのだ。わかりやすく言えば、麻薬中毒者は排除する、ゲイの中心地では採血しない、これだけで相当、効果は出る。逆に言えば、わざと麻薬患者やゲイたちから積極的に採血でもしないかぎり、１９８０年代初期の段階で汚染のリスクは、それほど高くなかったのだ。

つまり、まともに製造していれば、ＨＩＶに汚染された血液が当たる確率は低かった。ましてや数年タームの使用で血友病患者の４割に相当する１、８００名以上がキャリアになるなど、それこそ天文学的な確率となる。ありえないレベルの話なのだ。

となれば、こう考えたほうがわかりやすくなる。

アメリカで血液を集めた段階で、わざとエイズウイルスに汚染した血液を使用して、わざわざ特製の「ＨＩＶ混入非加熱製剤」を作り、それを日本の血友病患者に使用させた、と疑いが出てくるのである。そう考えれば、医師、メーカー、役人たちが「汚染」を知っていて使用に踏み切ったことにも辻褄(つじつま)が合ってくる。

綿密に計画された「陰謀」という疑惑が浮かんでくるのだ。

別に荒唐無稽な話をしているわけではない。実はＮＨＫが、この驚愕の事実を追究しているからだ。『NHKスペシャル　汚染血液は海を渡った〜1万5千ページが語る薬害エイズ〜』（1997年1月19日総合）である。

NHKのデータベースによれば、番組内容は以下となる。

「エイズ薬害訴訟の被告5社が製造した『非加熱製剤』。日本の血友病患者5、000人のうち、1、800人がこれらの薬によってエイズウイルスに感染し、400人を越える人がすでに亡くなっている。悲惨な薬害が、どのようにしてアメリカから日本にもたらされたのか。NHKが入手した1万5千ページの文書から、数々の新しい事実が明らかになる」

これだけではよくわからない。番組を担当した人物のコメントを紹介しよう。

人気コメンテーターとなった池上彰氏を輩出したNHKの人気番組『週刊こどもニュース』で解説を担当していたNHK解説委員の岩本裕氏である。

彼は、その就任の挨拶でこう述べている。

「なかでも思い出に残っているのは、1万5千ページにわたるアメリカの製薬会社の内部文書を入手して、HIVに汚染された非加熱製剤がなぜ大量に日本に輸入されたかを調査報道したNHKスペシャル『汚染血液は海を渡った』です。3か月に渡ってアメリカ各地を飛び回り、当時の関係者を夜討ち、朝駆けして、ようやく話を引き出しました」（2009年『週刊こどもニュース』ホームページより）

ＮＨＫのお偉いさんがジャーナリスト冥利に尽きると自慢するだけあって、この番組、テレビ界のアカデミー賞と呼ばれるギャラクシー賞（第34回）で「優秀賞」を受賞、高い評価を受けていた。これは、ぜひとも見てみたくなってくる。

さて、ＮＨＫは、近年、無料動画サイト「ユーチューブ」に３分程度の番組ダイジェストを公開している。残念ながら『汚染血液は海を渡った』は公開していないようだった。そこでＮＨＫオンデマンドにアクセスした。ＮＨＫオンデマンドは、過去の番組をネットで閲覧できる有料サービス。とくにＮＨＫスペシャルの過去作品は最大のウリとなっている。解説委員が自慢する番組なのだ、当然、公開されていると思いきや、ここにもなかった。仕方なくＮＨＫの過去番組をデータベース化したＮＨＫアーカイブスで探す。アーカイブスでは動画ではなく１，０００本以上の番組で文字情報を閲覧できる。さすがに、ここならあると思ったが、出てきたのは、さっきの短い番組紹介だけなのだ。

放送後、取材相手から「間違った情報を放送した」と名誉毀損などで訴えられているケースも考えられなくはないが、それなら岩本氏が２００９年にＮＨＫのホームページで「自慢の作品」と語るはずはあるまい。

なれば、答えはひとつ。「自主検閲」に引っかかっているのだ。

相当ヤバいネタを「やってしまった」のだろう。そのため「二度と表に出さないよう」と圧力がかかったのだ。報道機関は、比較的、報道するまでは、気骨ある現場のジャーナリストの抵抗もあって圧力に耐えるのだが、いったん、報道してしまうと、事なかれ主義の管理職が、ちょっとした圧力に屈して、簡単に折れてしまうことが多い。逆に言えば自主検閲されるほど、「ヤバい情報」があった証拠でもあるのだ。

その情報とは、まさに欧米の製薬メーカーが「わざわざＨＩＶ入りの血液製剤を作っていた」という実態であった。日本における薬害エイズ事件の主犯は、あくまでも厚生省の役人、輸入した製薬メーカー、それに医師たちだった。しかし、欧米の巨大製薬メーカーが、わざと「ＨＩＶ入り非加熱製剤」を作って、それを日本側に押し付けていたとすれば、主犯格は、当然、欧米の製薬メーカーとなり、日本側は従犯でしかなくなる。薬害エイズ事件の「構図」そのものが崩れてくるのだ。

だからこそ、『汚染血液は海を渡った』は自主検閲にかかっていたのだ。

＊日本側は〝従犯〟だった

ＮＨＫ渾身（こんしん）のドキュメンタリー『汚染血液は海を渡った』は、輸入血液製剤を販売してきたミドリ十字社のアメリカ現地法人「アルファ社」の内部資料を入手するところから始まる。そこでＮＨＫ取材班は驚くべき事実を突き止める。アルファ社は、なんと１９８４年の10月まで、ルイジアナ州のアゴラ刑務所、麻薬中毒患者が多く収容されている刑務所から血を買っていたことが明らかになったのだ。それどころか、エイズ患者の多発していたロサンゼルスの同性愛者がたくさん住んでいる街の売血所を選んで血をかき集めていた実態も明らかになった。アルファ社は日本の厚生省に「ロスの売血所は１９８１年に閉鎖した」と虚偽の報告をしていたが、実際は１９８３年3月まで続けられていた。

アルファ社の製造記録と出荷記録には、もっと恐るべき内容も記されていた。凝固因子製剤のおよそ半分に「ＨＩＶ感染している危険性が高い」血漿が用いられて、その汚染した血漿を混ぜた製剤を欧米メーカーは、１９８４年6月まで作り、その多くが日本の「ミドリ十字」に輸出されていたというのだ。

さらに１９８2年から翌１９８3年にかけて、ミドリ十字はアルファ社から製剤にして４、０００本分の原料となる血漿のサンプルを取り寄せて汚染度合いをチェックした。すると1、３４1本のサンプルのうち、実に58サンプル（４・３％）でＨＩＶ陽性反応があったことを知り、愕然とする。

非加熱型の血液製剤は、2千人から2万人の採血した血液から血漿を抽出して製造する。４・３％もＨＩＶ陽性反応の血液が混じっていれば、半分以上の血液製剤が「汚染」していても不思議はない。血友病患者の4割が感染したのも当然だったのである。

繰り返す。アルファ社が集めた血液は、全採血者の4・8％がエイズキャリアだった。単純計算で採血した100人のうち5人が「当たり」だった。

もう「答え」は明らかだろう。

アルファ社は、わざと製剤用血液をＨＩＶで「汚染」させていたのである。そのアルファ社が買い付けた汚染血液は、1兆2、000億円の売上高（2011年度）を誇るアメリカ大手製薬メーカー「バクスター」、さらにミドリ十字と業務提携していた血液製剤メーカー「カッター・バイオロジカル」へと流れた。

カッター・バイオロジカルに馴染みがなくとも次の新聞記事を見れば納得しよう。

「独バイエル、日本に旧式血液製剤輸出・米紙報道」

【ニューヨーク21日共同】

米紙ニューヨーク・タイムズ（電子版）は21日、ドイツの化学・医薬品大手バイエルの一部門「カッター・バイオロジカル」が1980年代半ば、エイズ対策のために開発した加熱血液製剤を欧米で販売する一方、旧式の血液製剤を日本などアジア諸国や南米向けに輸出していたことが分かったと伝えた。同紙が入手した内部文書によると、血液製剤によるエイズ感染の危険を示す例が指摘されたことから、カッターは84年2月に加熱血液製剤を開発。しかし旧式の血液製剤の方が安価に製造できたためその後も数カ月は生産を続け、日本やシンガポール、アルゼンチンなどに輸出したという。バイエルは同紙の取材に対し、新しい血液製剤の効果を疑問視する顧客がいたことや、販売の認可が遅い国があったことが原因であり、カッターは「責任ある」行動を取っていたとしている。

（『日本経済新聞』2003年5月22日）

そう、ドイツが誇る巨大企業バイエルである。

ミドリ十字は、事件発覚当時、中堅の製薬メーカーに過ぎなかった。厚生省、日本の医学界を動かせるだけの力はなかった。むしろ、国際的な巨大製薬メーカーが関わっていたから薬害エイズ事件は起こったとみるべきなのだ。

番組では、刑務所や麻薬患者などでコストの安い血液に飛びついた「悪しき儲け主義」と批判するのが精一杯で、さすがにバクスターやバイエルが「血友病患者」をエイズキャリアにするために非加熱製剤を作っていたとまでは糾弾していない。

それでも事件の構図が「日本側」従犯という可能性を明らかにしただけでも、十分、素晴らしいドキュメンタリーといっていい。その正しさは、皮肉にも「自主検閲」されている事実が証明している。

＊利用されたミドリ十字

薬害エイズ事件の主犯はバクスターとバイエルだったとすれば、なぜ、この巨大メーカーは明らかな犯罪、大量殺人に手を染めたのか？

理由は難しくないのだ。口にもしたくないことだが、血友病患者を「エイズ治療薬」の実験動物にするためだったのであろう。アメリカのエイズ患者の多くは、麻薬中毒や同性愛者だった。事の経緯から感染を隠しやすく、また発症して病状が悪化するまで病院にはなかなか来なかった。その点、血友病は遺伝病なので小さい時から病院に通っている。もともとデータが揃っているところに、血液製剤によって感染すれば、発症までの細かいデータまで取れるのだ。しかも血友病患者は、他人の血液を必要とする性質上、B型やC型の肝炎キャリアが多く、その治療薬の開発に協力してきた。そんな血友病患者がエイズに感染すれば、どうなるか。命に関わる以上、否が応にも「治験」に協力する。

ここで重要なのは、先ほどの事件の構図である。薬害エイズ訴訟で主犯とされたのは日本側関係者にあった。血友病患者が憎み、メディアが糾弾してきたのも日本の関係者だった。

とくにターゲットとなったのが、厚生省エイズ研究班の責任者で血友病の権威だった安部英（たけし）帝京大学医学部長（当時）と、ミドリ十字だった。安部英は、いかにもマッドドクター然とした独特のキャラクターが必要以上に注目され、文字通り、最高の「悪役」となっていた。またミドリ十字の経営陣には関東軍防疫給水部、通称「731部隊」に所属した軍医たちが関わっていた。「戦争中、数多くの無実の人間を使って細菌兵器開発のために人体実験を繰り返してきた悪魔の部隊。その731部隊の残党が作った会社なら、この悪魔的な所業も平気で行うだろう」と、猛烈なミドリ十字叩きが始まったぐらいだ。裁判の始まった1989年、実にタイミングよく731部隊の上位機関だった防疫研究室があった旧陸軍医学校跡で、「人体実験をした」痕跡のある大量の人骨が発見されたこともあり、世間のミドリ十字憎しはピークに達する。

結果的に、この両者の存在によって、HIV入り血液製剤を作った外国の製薬メーカー（バクスターとバイエル）は、なんとなく世間の批判から免れてきた。当時は、薬害エイズに関わった社会的責任として「エイズ治療薬」開発に全力で取り組んでいるポーズで評価を受けていたぐらいなのだ。

こうして巨大製薬メーカーは、HIVキャリアとなった血友病患者を救う名目で「人体実験」を繰り返す。そしてエイズ治療薬の開発に成功。それで、さらなる巨額の富を手に入れ

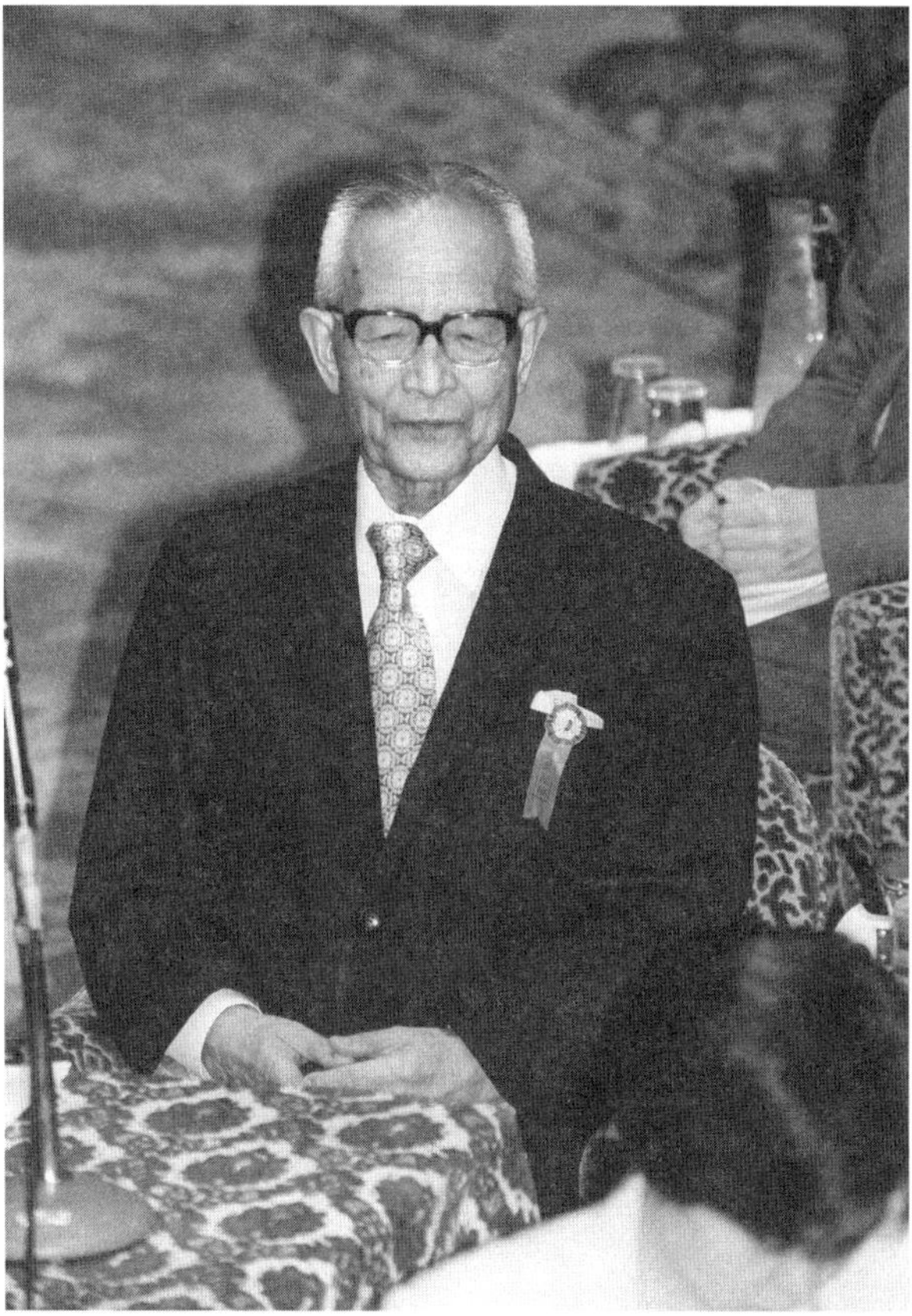

安部英（1916-2005）元帝京大学副学長
薬害エイズ問題で行われた衆議院厚生委員会で証人席に着く。
1996年７月23日［写真提供：時事］

た。事実、エイズ治療薬の開発が加速度的に進んでいくのは、薬害エイズ事件発覚直後の1990年前後なのである。ほぼエイズ治療薬の開発が終了した1997年ごろ、『汚染血液は海を渡った』の放送から1年後の1998年、ミドリ十字は、吉富製薬と合併で消滅する。スケープゴート役は廃棄処分といわんばかりに、だ。

＊フォート・デトリックと731部隊の関係

731部隊の名前が出たところで、恐ろしい話にも触れておこう。

実はエイズが「細菌兵器」という説は、かなり信ぴょう性が高く、これまでも何度も取りざたされてきた。1988年、日本で薬害エイズ問題が発覚したとき、アメリカではエイズに関する衝撃的な本が話題になっていたのだ。ガンやエイズの微生物学分野で高名なアラン・キャントウェル・ジュニア医学博士による『エイズ・ミステリー――すべての人間に感染する可能性をもつエイズが、なぜゲイの病気として始まったのか？』（1988年原書→1993年翻訳、リブロポート）である。

一部を引用しよう。

エイズの症例がはじめてニューヨークで発見されたのは1979年だが、実はそのすぐ前年の1978年に同じニューヨークのマンハッタンでB型肝炎ワクチン試験が「実験」として実施された。被験者としてモルモットにされたのは、誰あろうゲイの人びとであった（バイセクシュアルをも含む）。しかもその対象は、平均年齢が29歳の／健康で／高い教育を受け／不特定多数の相手と性的関係を持つ／白人の男性のみをリストアップしたものであった。

この試験を執り行ったのはニューヨーク市血液センター。そのスポンサーとなったのが、まことに都合のよいことに、今日では積極的にエイズ予防・治療に取り組んでいる国立防疫センター（CDC）・国立衛生研究所（NIH）、そして国立アレルギー感染症研究所などの各政府機関であった。

この「実験用」B型肝炎ワクチン試験を監督したのが、当時CDCの疫学者であったドナルド・フランシスなる人物で、彼はハーバード大学のマックス・エセックスの研究所でかつてネコ白血病ウイルスの研究に従事し、CDCではエイズ特別研究班長を務めたほどの経歴の持ち主である。

（中略）

この試験のその後の追跡調査を行った結果、実験用ワクチンを接種されたゲイの「実に半数以上が」HIVに感染していた。

この「エイズ細菌兵器」については、いくつか付け加えておきたい。

取材したニューヨークの医師は、はっきりと、こう断言した。

「同性愛者にたいして、B型肝炎ウイルスのワクチンを接種した。すると、全員がHIVに感染していた」

また、この件で取材したマイケル・メーリング（Michael Meiring）という工作員の内部告発者の証言は、もっと凄まじい。

彼によれば、1950年代、アフリカの20万匹のミドリザルを使って血液製剤を作り、それをアメリカ陸軍感染症医学研究所（フォート・デトリック）に送付。その血液製剤を使って開発したエイズ、正確には黒人にだけ感染する免疫不全ウイルスを作って「アフリカ人を殺して、アフリカの大地を無人にする」という計画に加担していたというのだ。ところが、できたウイルス兵器は、潜伏期間が長く、感染力が弱く、要は長いキャリア期に子どもを作ってしまう。そのためアフリカ人抹殺は不可能と判断された。その「欠陥ウイルス兵器」は、1960年代以降、アフリカで無料に接種されていた生ポリオ（小児麻痺）ワクチン2000万人分に混入されたという。そのとき、感染した「欠陥ウイルス兵器」がエイズの正体だと語っているのだ。エイズがミドリザル由来のウイルスで、1970年代後半にアフリカで発生、アメリカへと広がっていった「事実」ともピタリとリンクする。かなり信ぴょう性が高い証言と言わざるを得まい。決して絵空事ではない。

ちなみに、薬害エイズのバクスターは、2009年、インフルエンザ用の予防接種ワクチンに、鳥インフルエンザを7キロも混入させた事件を起こしている。

チェコの新聞『トロントサン』紙によれば、強毒性鳥インフルエンザウイルスで汚染されたワクチンが米国バクスター社により18カ国に配られたことに関して、パンデミックを起こそうとする陰謀の一部ではないかと疑問を呈している（http://www.torontosun.com/news/canada/2009/02/27/8560781.html）。2010年の新型インフルエンザ騒動は、バクスターによる自作自演の可能性が高いのだ。新型インフルエンザが騒動になれば、当然、抗インフルエンザ薬が売れる。予防接種も広がる。バクスターは、ワクチンビジネスのトップシェアを握っている。巨大製薬メーカーは、儲かるとなれば、ここまでやるのである。

そんな連中が関わっていたのだ。血友病患者を狙って感染させることなど造作もあるまい。なにせ日本の血友病患者は、B型肝炎キャリアが多く、その抗ウイルス薬開発に協力してきた。その治験データが豊富に揃っていて、HIVがB型肝炎ウイルスを改造した細菌兵器とすれば、HIVの抗ウイルス薬開発にとって非常に条件がよかった。そのためには1、800名という「分母」が、製薬メーカーは是が非でもほしかった。しかも日本ならば、H

IV入り血液製剤をばら撒いても、「731部隊残党企業」ミドリ十字というかっこうのスケープゴートがいた。多少のことでは火の粉は飛んでこないと分かっていたのだろう。

つまり、生物兵器「エイズ」を開発したのは、アメリカ・メリーランド州にあるアメリカ陸軍感染症医学研究所で、ほぼ間違いないだろう。その地名から通称「フォート・デトリック」と呼ばれる。アメリカ軍の生物兵器研究の中心拠点である。

さて、このフォート・デトリックに聞き覚えはないだろうか。前章で日本の医療体制を日本医師会に乗っ取らせたGHQの窓口となっていた調査主任マレー・サンダース中佐が所属している組織なのだ。

サンダース中佐は731部隊の調査を担当したことで知られるが、一方、1950年に再来日すると、この世を去る1987年まで、実業家として暗躍する。30年間近く、ある会社の顧問を務めてきたのだ。

その会社とは、1950年、大阪で起業した「ブラッドプラズマ・コーポレーション Blood Plasma Corporation」という。日本での登記名はこうなる。

――「日本ブラッドバンク」という。

朝鮮戦争勃発でアメリカ軍向けの輸血用血液製剤や輸血用血液の需要が拡大するのを見越して、「売血」で日本人の血を集めた、文字通り、人の生き血を啜る「吸血会社」。創業からすぐに自衛隊（当時は警察予備隊）など軍用の大口ルートを次々と開拓、輸血用血液や血液製剤の分野でまたたく間にトップシェアを取った製薬メーカーでもある。

創業者は内藤良一という。1930年代、陸軍軍医中佐として、戦争前夜、ドイツ・コッホ研究所とアメリカ・ペンシルバニア大学、さらにはロックフェラー財団に遊学しながら細菌兵器や化学兵器（毒ガス）の研究をしていた人物でもある。

そしてサンダース退役中佐の勧めで作った内藤の会社「日本ブラッドバンク」は、社会的な売血批判を受けたことで、1964年、改名する。

説明は必要ないだろう。それが「株式会社ミドリ十字」なのである。

内藤良一は陸軍軍医中佐として、終戦まで新宿区戸山の陸軍医学校に所属していた。

「大量の人骨は人体実験？　旧軍医校の跡地調査へ」（『読売新聞』2010年2月4日）

その陸軍医学校跡地には、35体の大量の人骨が発見された。この軍医学校には、731部隊（関東軍防疫給水部）の上部機関である防疫研究室があった。専門家の鑑定でもドリルやノコギリで加工された跡も見つかっており、厚労省は2001年、「軍医学校の人体標本の一部である可能性が高いが、731部隊との関連は不明」とする調査結果をまとめたが、市民団体は「人体実験の被害者の可能性がある」と騒ぎになった。

こうした経緯から内藤良一は、731部隊の幹部と目されていたのである。なにより共同経営者であった二木秀雄、野口圭一、さらに北野政次（まさじ）にいたっては陸軍軍医中将で731部隊の第二任部隊長なのだ。

ミドリ十字が731部隊の作った会社で間違いではなかった。

＊「悪魔の部隊」が生まれた背景

「旧日本軍「細菌戦研究」米が機密文書公開」（『産経新聞』2007年1月18日）

2007年、アメリカ公文書館は、「731部隊」についての機密文書を公開した。機密文書は、ナチス・ドイツと日本の「戦争犯罪」を調査するため、ビル・クリントン政権当時の1999年、アメリカ政府の関係機関で構成された記録作業部会（IWG）が精査したもので、アメリカ中央情報局（CIA）や前身の戦略情報局（OSS）、日本を占領した連合国軍総司令部（GHQ）などの情報文書を分析した対日機密文書10万ページ分をまとめて公開したのだ。

そのなかには、７３１部隊のリーダーだった石井四郎陸軍軍医中将の尋問記録を含め、７３１部隊についての記録も多かった。

一部、新聞記事を引用しよう。

「細菌戦の研究競争が大戦下で進む中、米側は日本の細菌兵器使用を終戦まで警戒していたほか、奉天（現瀋陽（しんよう））の収容施設で、連合軍の捕虜に細菌実験が行われた形跡がないかを戦後調べたことが判明した。同じく米本土に対しても、日本からの風船爆弾が細菌戦に使われないか、米海軍研究所が回収した現物を大戦末期に調べ、「細菌の散布装置がついていないことから、当面は細菌戦を想定していない」と結論づけた文書も公開された。

（中略）

細菌戦に関する米国の日本に対する関心は、44年ごろから終戦までは、細菌兵器の開発状況と731部隊の活動実態の解明に重点が置かれ、終戦から47年ごろまでは、同部隊関係者への尋問による研究成果の獲得へと、重点が移っている。

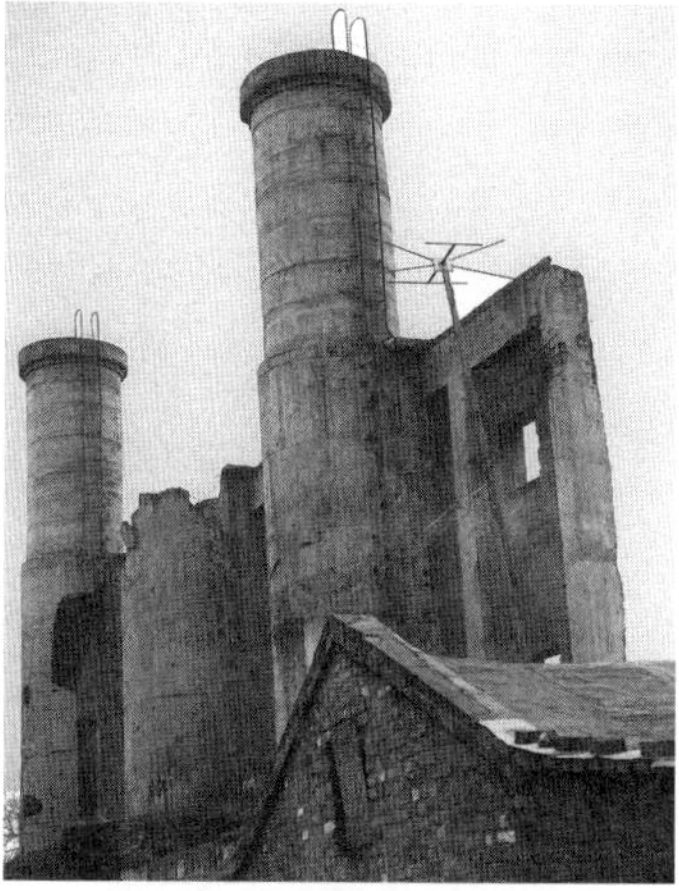

石井731部隊の施設跡地
細菌戦研究で知られる旧日本軍の石井（731）部隊の施設跡地、郊外の平房（中国）［写真提供：時事］

同じ文書には、「日本南部の山中」に隠

されていた「細菌に侵された200人以上から採取された病理学上の標本スライド約8、000枚」が、47年8月末までに米側に提供されることも付記されていた」
（『産経新聞』2007年1月18日）

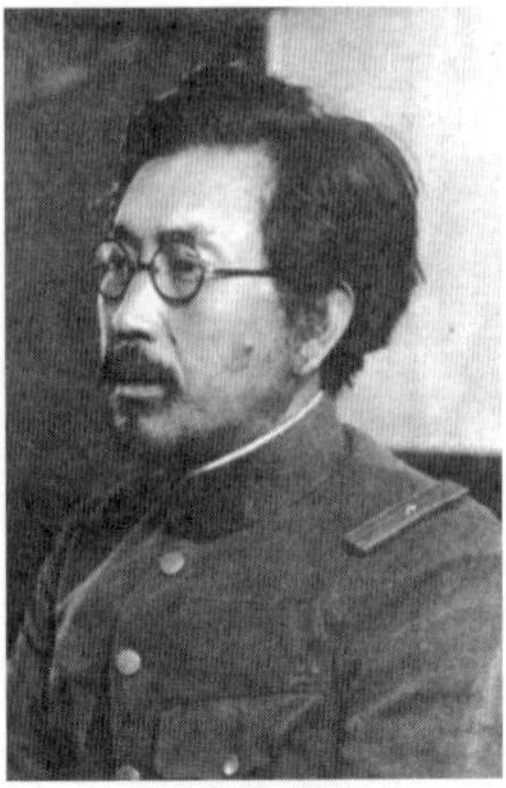
石井四郎
（1892-1959）

ちょっとわかりにくい記事だが、要するに７３１部隊は、巷間（こうかん）、囁かれていた「中国大陸で非道な人体実験を繰り返し、ジュネーブ協定を無視して細菌兵器をバラ撒く悪魔の部隊」ではなかった、７３１部隊を調査したアメリカはそう結論づけていたのだ。

記事最後に出てくる「細菌に侵された２００人以上」という記述については、戦後、７３１部隊の上部機関だった防疫研究室に所属していた関係者の証言によれば、「死刑囚」とみて、ほぼ間違いないらしい。軍部の命令で死刑囚を銃殺や毒殺する代わりに「人体実験」に使用したというのが真相のようなのだ。先にも書いたが、旧陸軍医学校跡地で出てきた白骨死体も、そうした死刑囚を埋葬したものといわれている。

彼らが清廉潔白で、悪魔の部隊は捏造、と擁護したいわけではない。軍隊には、表と裏がある。その「裏」の姿は、そう簡単に表沙汰にはならないし、７３１部隊の隊員といえども、機密中の軍事機密である「裏」の部分に触れている人間は少ない。

少なくともアメリカの公文書館で扱うレベルで731部隊の実態はきれいに「洗浄」（ロンダリング）されていた。一般レベルでは、何の問題もない部隊となっていたわけだ。

ここに「陰謀」が隠されている。

元731部隊の隊員を取材したが、はっきりと「人体実験」を行ってきたと認めている。それでも彼らの「罪」は、ものの見事に隠蔽されてきた。きちんと戦後処理されてこなかったことが問題だったのだ。731部隊の罪を隠してきたのは、いずれ「役に立つ」まで寝かせておこうと考えていたのだろう。

その「役に立つ」ときが、薬害エイズ事件だった。

最初から「トカゲの尻尾」とするつもりだったわけだ。

実際、731部隊の人体実験の研究成果、さらにナチスの研究を引き継いだフォート・デトリック、つまり、アメリカ軍は、その後、殺人ウイルス兵器を作っては世界中でばら撒いてきた。たくさんの人を殺してきた。しかし、彼らの「罪」は決して問われることはない。問われそうになれば、実にタイミングよく、731部隊やナチスの悪事が露呈し、なんとなく誤魔化されてしまうからである。

731部隊の問題は、単に敗戦直後、その悪事が隠蔽されたことだけではない。戦後長らく731部隊が悪魔の部隊でなかったとされたことが、戦後、彼らを「悪魔の医療マフィア」にしてしまった、そう考えているのだ。

実際、731部隊（関東防疫給水部）は、表面上、かなり優秀な組織として評価されていた。日本が支配していた満州国や日本軍が進出していた中国大陸における防疫、給水、さらに医療を担っていた。部隊長の石井四郎は、給水のプロフェッショナルで、石井の開発したろ過器は、「命の水」といって兵士たちから絶大な信頼を受けていた。なにより731部隊は、日本の医学界が威信をかけて創設した西洋医学のエリート中のエリート集団だった。

だからこそ戦後、軍隊が解体されると、旧731部隊所属の軍医や研究者は、日本の医学界に復帰、中心的な役割を担っていったのだ。東京大学や京都大学、北里大学の教授職といった教育・研究機関、国立予防衛生研究所などの全国の公営病院や保健所、厚生省の医療行政など日本の医学会で中心的な役割を担っていく。彼らの経歴からすれば、ごく自然のことなのだ。731部隊が本当に「悪魔の部隊」で、中国大陸で数千人にも及ぶ無辜（むこ）の民衆や捕虜に「人体実験」をしていたことが明らかになれば、いくらエリート集団といっても、さすがに日本の医学界も縁を断っていただろう。何も問題はなかった、そう判断していたからこそ医学会の中心メンバーとして迎え入れたのである。

前章の最後で、東京医師会に日本医師会の「裏組織」があると紹介した。

これも旧731部隊の再就職先を調べていけば、すぐに分かる。石井四郎自体が東京医師会に所属していたのだ。戦後、石井は東京の新宿区で開業医をしていた。その石井を慕い、少なくない数の旧隊員たちが東京近郊で開業医となり、医療関連の研究所に務めていた。

石井クラスの人間が、開業医になるなど本来、ありえない事態なのだ。日本医師会が表と裏の二重構造となったのも無理はあるまい。

医学界のヒエラルキーからすれば、戦前、開業医だった武見太郎が日本医師会会長という要職に就くこと自体、かなりイレギュラーな状況なのだ。たとえ武見太郎が「医療軍団」の「将軍」となったとしても、石井四郎は「医療軍」の「軍事大臣」として崇め奉られることになる。とくに石井四郎は、先のフォート・デトリックのサンダース中佐を通じて、旧日本軍が研究していた細菌兵器の資料、人体実験のデータをすべて渡すことを条件に、関係者の身分保障をGHQに約束させていた。戦後も彼の人望は厚く、影響力は大きかった。石井四郎は1959年に亡くなったが、「医療軍の大臣職」は、おそらく、その後も東京医師会の旧731部隊に受け継がれていたのだろう。また、ミドリ十字、旧日本ブラッドバンクが小さいながら影響力を持っていたのは、内藤良一というより、731部隊二代目部隊長であった北野政次元陸軍軍医中将が経営に関わっていたからなのだ。

いずれにせよ、この時点で731部隊や元陸軍軍医学校の防疫研究室などは、一部の関係者以外、何ら関心を持たれることはなかった。話題にすらならなかったというのが実情だろう。

問題はここからである。

薬害エイズ事件が水面下で蠢いていた1981年、ある本がベストセラーとなる。

――『悪魔の飽食』である。

人気小説家だった森村誠一が、ジャーナリストの下里正樹の取材に基づいて著した「731部隊」のノンフィクションによって、731部隊は「悪魔の部隊」というレッテルが貼られていくのである。

＊731部隊が医療マフィアの傘下に入ることになった事件こそが薬害エイズ事件

『悪魔の飽食』は、第1部が1981年、第2部が翌1982年、日本共産党機関紙『しんぶん赤旗』で連載され、光文社から単行本が刊行。大ベストセラーとなった。

この作品は、戦争末期、旧ソ連に連行された731部隊の隊員たちが、旧ソ連のハバロフスク戦犯裁判で「数千人をマルタと呼んで人体実験をしていた」と証言したことに基づいて執筆されている。

ともあれ、この『悪魔の飽食』によって、731部隊に所属した関係者はここで初めて

「人体実験を繰り返したマッドドクター」として扱われることになった。
「７３１部隊として糾弾されたくなければ、言うことを聞け」
「おまえを名指しでメディアに取り上げさせることなど、造作もないんだぞ」
彼らの多くは戦後30年以上が経ち、日本医学界の重鎮に収まっていた。しかも当時の７３１部隊では若手や下っ端である。重要な機密に関わってはいなかった可能性も高い。だからこそ、脅しが効果的なのだ。戦争も終わって経済発展の中、日本医学界で成功した矢先に「７３１部隊の元隊員」として「悪魔」のごとく世間から吊るし上げられ、罵られるのだ。自分だけでなくセレブを気取っていた家族や親類にまで迷惑をかける。プライドの塊のような彼らに耐えられる類いのものではなかろう。

さて、ここで薬害エイズである。

ミドリ十字に「７３１部隊の作った会社とバラすぞ」、そう脅して汚染された血液製剤をばら撒けと命じたとすれば、どうなるだろうか。このときミドリ十字と７３１部隊とは、ほとんど無関係になっていた。それでも発覚すれば、たちまち、社会的な信用を失い、経営危機に陥る。事件が発覚する前、１９８０年代の半ばならば、要求を受け入れてしまった可能性は決して低くないのだ。

非加熱製剤を認可するよう勧めることで、もう一方の悪役となった安部英帝京大学医学部長もまた、前職は旧陸軍の軍医という経歴を持っている。医薬品を認可する厚生省の官僚たちにも元７３１部隊は多く、また、天下り先の国立大学や研究機関は、それこそ旧７３１部隊の巣窟となっている。官僚が将来を棒に振ってまで抵抗するはずはない。

もうお分かりだろう。こうして薬害エイズ事件は起こったのである。

このとき、７３１部隊は、正真正銘「悪魔の部隊」という顔をついに見せた。血友病患者にＨＩＶ入り非加熱製剤を投与し、エイズの感染、発症、治療薬の開発という「人体実験」を行うことで、いずれにせよ多くの関係者が人体実験に協力したのは間違いあるまい。

この瞬間、日本の医療は死に至る「がん」を発症した。

一度でも医師が「悪」に手を染めれば、悪魔の手先に成り下がるしかない。「おまえのやったことを世間にバラされたくなければ言うことを聞け」と命じられるだけだ。仲間思いの医師ほど悪の手先となっていくのである。もっといえば、７３１部隊が悪の部隊の顔を隠していたことが、かえって状況をこじらせることになったのである。

かくして病気を治す医師は、病気を処方する闇の医師となる。

医療マフィアの誕生である。

前章で紹介したインフルエンザワクチンの酷い実態、医療被曝でがんを蔓延させていた健康診断、その医療被曝を悪化させる間接撮影型レントゲン、その２００倍もの医療被曝を与えるCTスキャン、さらには環境ホルモンといった発がん性物質、次々と医原病被害者を生み出すシステムは、この「医療マフィア」によって運用されてきたのだ。

日本医師会が表の正規軍とすれば、この医療マフィアは裏の諜報機関であろう。大学、研究所、製薬メーカー、厚生労働省、そうした日本の医学界に張り巡らされた「闇のネットワーク」なのである。

開業医の集団である日本医師会が、あれほど機能的かつ効率的に日本の医療を乗っ取ることができたのは、医療マフィアという「闇のネットワーク」の存在があったからなのだ。表と裏で役割分担することで、スムーズな占領を実現していたわけだ。

薬害エイズ事件以降、加速度的に日本の医療体制は悪化していった。医療マフィアの支配下に組み込まれたのだから、当然であろう。この医療マフィアは、日本だけで完結しているわけではない。国際的なネットワークでつながっている。

かつての「医療ギルド」は、国際的な医療マフィアのシンジケート（組織）となって、この世界の医療すべてを支配しつつあるのだ。その一環として日本は医師会という「医療軍団」と、731部隊という「医療マフィア」によって、ものの見事に傘下（さんか）にされてしまったのだ。

——薬害エイズ事件の真実。

それは日本に「病」を蔓延させる装置を生み出すことであり、７３１部隊を中心とした「医療マフィア」を作り出すことにあった。

薬害エイズ事件で亡くなったのは血友病患者だけではなかった。日本人の「命」が国際医療マフィアによって握られたのである。

いつでも「殺せる」ように……。

第6章

「医者不足」の嘘

医療体制そのものに潜む深刻な「がん」

＊「しなくてもいい手術」をする医者はたくさんいても「医者不足」とは？

医療問題が取り上げられるとき、真っ先に挙がるのが「医者不足」であろう。

ここではっきりと断言しておく。

医者不足は嘘だ。足りないどころか、すでに余っている。

現実に足りないではないか、そう反論する人もいるだろうが、足りないのは、単に西洋医学の医師たちが「医療」を独占しているからだ。もっといえば医者が不足するよう「制度設計」してきたからである。

この医者不足という「嘘」が、医療を「人殺し」行為に変質させている。

詳しく説明したい。

最近の病院は、「最新の医療設備」を揃えていればいるほど「いい病院」「最高の病院」と持て囃（はや）されている。パンフレットで高価な最新機器が、これでもかと紹介されていれば、なんとなく素晴らしい病院のように思えるからだろう。

だが、正反対なのである。最新機器がなければ患者が集まらないとすれば、病院経営者は、借金をしてでも最新設備を揃えざるを得なくなる。機器を導入すれば、それを扱い、管理する人間を雇用しなくてはならない。借金をして、人まで余分に雇えば、病院経営は逼迫する。そこで、不必要な検査を必要以上に繰り返すことになる。その「検査」を増やすために最新設備を導入する、以下、同じ事の繰り返し。実は何の意味もないのだ。

治療行為も同様だろう。手術なども安全性が強調されすぎて、それに対応するために医療機器がどんどん増える。これまで3人でよかったスタッフを倍増する。人と機材が倍になれば、コストも倍になる。が、医療保険の定めた手術の値段自体は変わらない。盲腸（虫垂炎）の手術は、倍の人数をかけて手術しようと、同じ値段なのだ。となれば、病院を経営するために、できるだけ高価な「手術」を増やすしかなくなる。

ここで読者に理解してほしいことがある。「しなくていい手術」とは、もっとも「儲かる」手術と同義なのだ。つまり、時間をかければ内科的医療で治るとか、病気と長く付き合う意識があれば、十分、日常生活を営める軽度の慢性疾患とか、下手をすれば、しばらく安静にしていれば自然治癒する程度の「病気」を手術することなのである。

もともと軽い病気なので、手術の難易度は下がり、時間も短縮する。ローリスクハイリターン。しかも成功すれば手術実績にカウントされ、医師は「名医」、病院は「いい病院」と呼ばれる。もちろん、金だってたっぷりと儲かる。最新医療機器というのは、そうした「早期発見」と、軽度状態の病気を手術へと誘導する「はったり」の道具なのだ。

「あなたは本当に運が良かった。うちの病院で、この最新医療機器を導入したのは、つい最近でしてね。今までならば、病気になっていることすら気づかなかったでしょう。今の段階で手術すれば、確実に治ります。しかも身体の負担も少なくてすみます」

こう、ドクターに薦められたら、たいていの人は「いい病院に当たった」と、大喜びで手術を受けることだろう。

だが、最新機器で「発見」された病気は、もしかすると、放っておけば悪化することなく、自然治癒したかもしれないのだ。それどころか最新機器のない病院で検査した場合、「ああ、この程度なら薬で治せますよ」「うーん、しばらく様子を見てみましょう。悪化するようなら、そのとき、改めて考えましょう」といわれていたかもしれないのである。

どんな簡単な手術だろうが、強力な医薬品を服用して身体にメスを入れれば体力はがた落ちする。第1章で紹介した「院内肺炎」、いわゆる術後肺炎になるリスクは高まる。それで後遺症が出たり、命に関わったりしたら、それのどこが「素晴らしい病院」なのか。最新医療機器などない「ボロ病院」で、病気に気づかない「ヤブ医者」のほうが、結果的に「いい病院」で「名医」ということになる。

繰り返すが、最新医療機器を揃え、スタッフが充実してサービス満点の大病院ほど、その体制を維持するために不必要な検査と手術、治療行為をする。前章で見たように、不必要な検査の代表格がレントゲンやCTスキャンである。つまり「医療被曝」でがんを誘発しやすいものばかりなのだ。胃カメラなども、それで胃や腸の粘膜を傷つけ、それがもとで炎症を起こし、胃潰瘍となるケースも珍しくはない。検査して「病気」になる。命を縮める。ならば、なにもしないのが、一番、安全で健康にいいということになる。

まさに壮大な皮肉であろう。

＊自然死は「痛み」を感じない

メディアが絶賛する「素晴らしい大病院」にとって、最大の「金づる」となっているのが老人たちであろう。ある年齢になれば、誰もが老化による慢性疾患で衰えていく。

植物が枯れそうになっている状態なのだから、あとは痛みがないようケアしながら自然に「枯れる」のを家族で見守ればいい。1年草は、何をどうしたって1年で枯れるのだ。どんなに栄養を与えようが、日光を当てて水をかけていようが、枯れるときには枯れる。それが自然の摂理なのである。

ところが「大病院」は、そんな自然死に向かっている老人たちにチューブを差し込み、栄養を流しこんで、最新の呼吸器で酸素を送り込み、無理やり「死」を引き伸ばす。そんなことをしてもまったく意味がない。それどころか、苦痛しか与えないことを、きちんと理解すべきだ。

そもそも自然死、老衰は、基本的に「痛み」を感じないといわれている。老衰で身体の機能を徐々に失っていく過程で、大量の脳内麻薬が分泌され、実は人生最大の快楽を感じながら亡くなる。大往生と呼ばれるご老人たちの顔が安らかなのは、そのためだ。

ところが、強引に自然死から外れて寿命を引き伸ばすと、脳内麻薬の分泌が抑制される。身体が壊れているのを感じながら死を待たなくてはならなくなる。言いたくはないが、「拷問」と一緒なのだ。そうして多くの老人が苦痛に顔を歪めて亡くなっている。

医者は、経験からそれを熟知している。心ある医師は、最後の段階で早めに呼吸器を外したり、生命維持装置をゆっくりと止めたりする。酸素不足で脳内麻薬の分泌を促し、結果的に苦痛が和らぐことを知っているからだ。

だが彼らの心ある行為は、たいてい「医療放棄」として糾弾される。

病院経営からすれば、老人が苦痛に苛（さいな）まれようと、無理やり寿命を伸ばす行為が「金儲け」となるからである。老人医療は無料だが、病院側はちゃんと医療保険から代金を頂いている。自然死などされては、病院は丸損。絶対に認めるわけにはいかないのだ。

そこで大病院側は、大切な肉親の死を前にした家族に、耳元でこう囁く。

「最高の医療を提供してあげるのが最後の親孝行ですよ。私たちに任せてください」

家族にしてみれば、「出来る限りのことをしてあげたい」という感情を持っている。そんな肉親の情につけ込むのだ。

老人たちの苦痛のうえで儲けたお金で最新医療機器を買いまくり、スタッフを集め、医師たちを必要以上に確保する。ちょっと前まで一人の医師でやっていた仕事を10人でやっていれば「医師不足」にならないほうがおかしい。それが医師不足の原因なのだ。

正しい医療とは「自然死は痛みもなく大往生できる」という情報を提供することである。亡くなる老人も自宅で家族に見守られながら自然死（老衰死）するほうが、よっぽど嬉しいはずだ。自分の父親も、そうして自宅で亡くなった。安らかな死に顔だった。

先進国における死因第一位が「自然死」になることが、人殺しではなく、正しい医療の姿なのである。

＊妊娠検査キットの販売がなぜ禁じられていたのか

医師不足は「医者が不足する」ように制度を作り替えていることで起こっている。十分な数の医師が揃っているのに、足りないよう、足りないよう、システムを改悪してきた。

それ以上に問題なのが西洋医による「医療の独占」であろう。それでも文句をいうなら、日本医師会に、こう反論すればいい。

あなたたちが医療を「開放」すれば、あっという間に医師不足は解消する。それどころか病院の半分は、即座に倒産する。医師たちの半数も職を失う。医師不足が本当に解消されて困るのは、あなたたちだろう、と。

医師による「医療の独占」について、わかりやすい例を紹介しよう。

1990年ごろ、日本医師会と日本薬剤師会が、ある「医薬品」を巡って大騒動を起こしたことがあった。

妊娠検査薬である。

現在ならば、女性は妊娠かどうかを確かめるときは薬局やドラッグストアで「妊娠検査キット」を購入する。トイレで尿をかければ簡単に検査できるし、値段も1、000円程度と手軽だ。実は、この妊娠検査薬、長年、日本医師会によって一般販売が禁止されてきた。理由は簡単である。妊娠検査薬を売れば、産婦人科の患者が減るからだ。

実際、産婦人科で「おめでたですよ」と女性に語りかけるシーンは、一昔前のドラマの定番となっていた。妊娠かどうか、わざわざ近所の産婦人科に行って確かめてもらうしかなかったのだ。病院でやることといえば、それこそ1、000円程度の検査キットを使うだけ。

別に難しい行為が必要ないのだから、とっとと検査キットを売ればよかったのだ。

何より問題なのは、たかが産婦人科の「儲け」のために検査キットの販売を禁じたことで、たくさんの女性の命が危険にさらされてきたことだろう。妊娠は、すべてが望まれているとはかぎらない。「中絶」を考えているケースも少なくなかろう。その場合、いちいち病院で確認しなければならなくなると、妊娠の発覚が遅れてしまう。結果、安全な中絶時期が過ぎてしまい、無理な中絶手術で不妊症となったり、時には命を落としたりする。子どもに罪はないとはいえ、望まない出産で人生に絶望する女性もいるだろう。

検査キットを販売していれば、そういう不幸は軽減する。それがわかっていながら医師会は「妊娠の検査は医師だけができる医療行為」といって反対してきたのである。

妊娠検査キットが一般販売される前は、産婦人科の患者の多くは、「妊娠」の確認だったことだろう。それでてんてこ舞いとなって、緊急の治療が必要な患者への対応が片手間になっていた。そもそも産婦人科のドクターにせよ、おしっこをかけて妊娠の有無を確認するために勉強してきたわけではあるまい。

医師でなくてもできる「医療」は、どんどん、よそに任せて、西洋医でなければできない「医療」に特化していけばいいのだ。

うちは猫を飼っている。動物病院に行けば、その場で血を抜いて、専用の機械にかけると、猫エイズや猫白血病の感染の有無や、コレストロール値、白血球の状態、糖尿病や腎臓の状態など、健康に関する基本的なデータが、だいたい10分もあれば判明する。それで数値に異常があれば治療するなり、薬を貰うなりする。

人間の場合、この血液検査は、健康診断か、病院で医師が行っている。それが「当たり前」の常識となっている。

なぜ、当たり前なのか。要は猫と一緒で、採血して機械にかけるだけなのだ。わざわざ病院でなくてもできるはずだ。

たとえば大きなドラッグストアに、そういう血液検査のコーナーを作ったらいい。大きなドラッグストアは、夜遅くまで営業している。忙しくて、なかなか時間の取れないサラリーマンやビジネスマンが、「最近、体調が不安だな」と思えば栄養ドリンクを買うとき、そのまま、採血して検査器械にかける。銭湯にある血圧計のようなものだ。採血は危ないという人もいるが、糖尿病患者の多くは、自分でインシュリンを注射している。最近は痛みのない注射針がある。誰でも注射ができるのだから、採血だってできよう。薬局やドラッグストアには薬剤師が常駐している。それでも危険というなら、彼らが専門のトレーニングを受ければいい。それで血糖値や白血球の数に異常値が出ていれば、悪化する前に治療もできる。もっといえば、そうした異常値によるマニュアルを作っておけば、薬局なのだから薬を処方するなり、病院に行ったほうがいいなど、対処できるだろう。血液検査を済ませているのだから病院での治療も手早くすむ。いいことづくめのはずなのだ。

エイズや肝炎ウイルスの検査キットにせよ、妊娠検査キット同様、薬局で売っていれば、心配な人は随分と助かるだろう。何より、エイズに感染していることに気づかず、大切な人に感染させるリスクを考えれば、いますぐやるべきことであろう。

学校も問題だ。基本的に学校には「校医」が義務づけられているが、校医は、たいてい、近所の病院や診療所の持ち回りで、必ずしもすべての時間に常駐しているわけではない。

保健室に常駐しているのは、基本的に「保健の先生」だ。保健の先生は、医師ではない。行えるのは、生徒が怪我をした時に簡単な応急処置をすること、学校で購入した市販薬を渡す程度だ。たとえば抗インフルエンザ薬の「タミフル」(このタミフルの問題はあとで取り上げる)は、感染から48時間以内に処方しないと効果はない。体調が悪くなって生徒さんが最初に来るのは保健室。ならば保健の先生が抗インフルエンザ薬を処方すれば確実に悪化を防ぐことができる。怪我で化膿した場合でも、病院の処方箋がなければ渡すことのできない抗生剤を保健の先生が渡すだけで随分と状況は変わってこよう。

子どもはたまごや小麦などの食品アレルギーや喘息(ぜんそく)を持っていることが多い。アレルギー性ショックであるアナフィラキシーの対応に必要な抗ヒスタミン剤とか、喘息の薬などを学校で準備して保健の先生が扱えるようにするだけで、確実に子どもの健康を守れる。救急車で運ばれ、病院に着く前に悪化するケースは決して少なくないのだ。

保健室なのだから生徒の健康データは揃っている。事前に対応するマニュアルを作っておけば、それほど難しいことではないはずなのだ。

また夏場など熱中症で倒れた場合、最も有効的な処置は、点滴による補液。しかし、これも医療行為として保健の先生はできない。看護師ですら医師の指示がなければ医師法違反となる。これだって、ちょっと専門のトレーニングを受ければ、すぐにできるようになる。それでも心配というなら定期的に研修を義務づけておけばいいのだ。

学校だけでなく、ちょっとした工場やオフィスビル、商業施設など、多人数が集まる場所にも「保健の先生」のような存在を配置すれば、いちいち病院や診療所に行かなくてもよくなる。医師不足など簡単に解決するのだ。

＊ナースプラクティショナー制度で医師不足は解消する

日本医師会と日本の医学界が「医師不足」の状況を作り出しているのは、「ナースプラクティショナー」を絶対に認めないことが証明している。

ナースプラクティショナーとは、アメリカで導入されている制度で、日本語に訳すとすれば「医療看護師」となろうか。わかりやすく「アシスタント・ドクター」といってもいいだろう。軍医でいうならば「衛生兵」がこれに当たる。日本では医介輔（いかいほ）と呼ばれている。要するに看護師さん、衛生兵に、ある一定の医療行為を任せる制度のことで、たとえば5年から10年のキャリアを積んだ看護師や衛生兵が対象となる。

専門の勉強をしてもらい、医療行為の資格免許を交付する。数年ごとの免許更新の時に研修を義務づけているので、一回、医師免許を取れば、一生の資格となる医師たちよりも知識、経験、技術も優れているぐらいだ。

こうしたナースプラクティショナーは、アメリカでは「ホームドクター」となる。小さな町で開業して訪問診療、いわゆる「往診」を専門にやってくれるのだ。今、アメリカのナースプラクティショナーたちは、「モルヒネ」の扱い許可を求めており、それが許可されれば、末期がん患者や高齢者の在宅療養が可能となる。

この優れた制度を日本の医学界は認めていないくせに、「医師不足で医療崩壊だ」と、暇さえあれば大騒ぎしているのだ。騒ぐだけでなくメディアを使って、「医療過誤」や「医療ミス」を大げさに取り上げさせている。

「専門の医師でも危険な医療行為を素人がやるなどとんでもない」

メディアを使って誘導し、自分たちの恥を晒してまでナースプラクティショナー制度の導入に反対しているわけだ。

看護師さんは女性が多い。ある一定のキャリアを積んでベテランになったころに、どうしても結婚や出産、子育てで退職してしまう。看護師は勤務体系がハードなために、小さいお子さんがいれば、なかなか職場復帰できない。有能な人材が埋もれてしまうのだ。

もし、このナースプラクティショナーがあれば、彼女たちも助かるだろう。

さっき説明した「保健の先生」も、ナースプラクティショナーに頼めば、まったく問題はなくなる。子どもを通わせている幼稚園、小学校で「ナースプラクティショナー」で勤務できれば負担も少ないだろうし、何も一人でやる必要もなくて複数のナースプラクティショナーがアルバイト感覚でやれば家計の助けにもなる。子どもたちの健康は守られて、学校も心配事が減る。まさに一石何鳥にもなる。困るのは患者が減ってしまう近所の病院や診療所だけなのだ。

こうしたナースプラクティショナーが街にたくさんいれば、老人介護も随分と楽になるはずだ。先に説明したように、彼女たちが往診して在宅ケアを手助けしてくれれば自宅で家族に見守られながら「最期」を迎えたいご老人も増えるだろう。末期のがん患者、寝たきりの人も気軽に往診を頼めて、看病をしている家族だって助かる。

だからこそ、日本の医学界は、絶対に認めないのだ。

実際、このナースプラクティショナーをまっとうな形で導入した場合、おそらく10万人オーダーの規模で「アシスタント・ドクター」が生まれる。

病気や怪我の大半は、軽度や中度。全治1週間とか、長くて1ヶ月程度のもの。このレベルの病気や怪我は、それこそナースプラクティショナーやアシスタント・ドクターで対処できる。つまり、現在、11万ある病院や診療所は、3割もあれば、十分、賄える(まかなえる)のだ。悪いことではない。余ったドクターを集約してスペシャルなプロフェッショナルを育てていけば全体の医療レベルは確実に向上する。助からなかった命が、どんどん、助かるようになる。そういう方向にシステムを変えていくべきなのだ。

＊「医師不足」を煽ったほうがお金儲けに都合がいい

とくに医師不足が叫ばれている産科、婦人科、小児科こそ、ナースプラクティショナーは不可欠だろう。看護師さんには女性が多い。出産経験を持ったナースプラクティショナーが近所にいて、気軽に相談できるシステムを作れば、とくに都会で核家族化している若い母親がどれだけ助かることだろうか。

現在はネット社会だ。だいたいの家庭にはパソコン（ＰＣ）がある。そこで出産予定の女性には、自治体が補助するなりして、産科や小児科に対応できるナースプラクティショナーに相談できる「ネット相談室」を設置する。

難しいシステムではない。パソコンがあれば「スカイプ」が使える。スカイプとはネットを使った無料電話で、２、０００円も出せばカメラが付けられる。それでテレビ電話になる。自治体が専用の番号を設けて、定期的に相談できるようにしておくわけだ。妊娠中の女性ならば、昔ながらのお産婆さん、助産師さんでもいいだろう。

また幼児は夜間にかけて、いきなり高熱を出したり、体調を崩したりすることが多い。それでパニックになった親御さんが夜間診療の小児科に殺到する。

子どもの発熱は、一見、派手なものの、朝になれば、ケロッと治ることも多い。下手に病院に駆け込んで、不慣れな場所で長時間、治療を待っていると、本当に体調を崩すことだってある。なにより他の子どもがインフルエンザや風邪を引いていれば、感染のリスクも高まる。

夜、子どもが熱を出した。ネット電話ですぐに相談できる出産育児経験を持ったナースプラクティショナーがいれば、親御さんも冷静になれる。今はスマートフォンでも簡単な体調検査ができる（それも自治体が補助すればいい）。そのデータを見てもらって対処方法を教わる。病院に行ったほうがいいと判断した場合、ナースプラクティショナーからネット経由で病院に状況情報を伝えておけば、診断の手間が省けるし、治療もスムーズに進む。パニック駆け込み患者が少なくなれば、当然、小児科医たちの負担も減る。治療も万全を期すことができる。

言い換えれば、こういうシステムを取っていないから医師不足となるのだ。そのしわ寄せが、産科や小児科という「弱者」に向かっている。出産と育児という、社会にとって最も大切な部分が、脆弱になっているのだ。

繰り返すが、今現在、日本にある医療のリソース（資源）を再配分するだけで、医師不足などあっという間に解消する。とくにナースプラクティショナーの制度を導入すれば産科や小児科で効果が発揮されるのだ。社会的弱者から救うことができるのである。

本当に腹ただしいのは、日本医師会は、あえて産科と小児科を「犠牲」にして医師不足を煽っていることであろう。

――受け入れ拒否である。

テレビや新聞は、たびたび夜間に倒れた子どもや妊娠中の女性を病院が「受け入れ拒否」、治療の遅れで亡くなったといったニュースを大々的に取り上げる。救急車はすぐに到着したのに、どの病院も受け入れてもらえなかった。子どもを失って嘆き悲しむ親御さんの姿は、本当に胸が痛む。そうしてメディアが大騒ぎしたところで辿り着く結論は、いつも決まっている。「産科医」「小児科医」が不足している、である。

産科や小児科は、ただでさえきつい現場で数が少ない。

医師自身が体調を壊し、どんどんやめている。

産科や小児科医は、医療裁判になるケースが多く、医学部の学生も敬遠している。

病院も医師も、本当は受け入れ拒否などしたくない。

そうせざるをえない現状があるのだ、と。

そしてメディアは、医師不足解消に政府は動け、そう世論を醸成していく。小さな子どもの死は、ただでさえ痛ましい。だから受け入れ拒否は騒がれ、医療裁判もニュースで取り上げられやすい。結果、たいていの人は、「医師不足を解消しなければならない」「医療費負担が上がっても仕方ない」と考えるようになる。

しつこいようだが、すべて大嘘だ。デタラメなのだ。

むしろ、産科や小児科の医師不足を加速させているのは医学界自体であろう。わざと産科と小児科を狙いすまし、医師不足にさせ、それで子どもや妊婦を亡くなりやすくしておき、事故が起これば、メディアを使って煽り立てる。子どもや妊婦の「死」で、胸を痛めた世間の人たちを騙して、よりいっそうの「人殺し医療」を加速させているのだ。

さっきも説明したが、産科や小児科不足は、ベテラン看護師と助産師さんをナースプラクティショナーにすれば、あっという間に解決する。彼女たちのほうが、下手な医師より、よっぽど役に立つ。また、産科や小児科のドクターも女性が多く、彼女たちも出産や育児で退職していることも多い。ナースプラクティショナーで在宅勤務にすれば、彼女たちもすぐに現場復帰することだろう。今の医療体制では、復帰できないだけなのだから。

医師不足は嘘であり、その気になれば、すぐに解決する。にも拘らず、最も難しい問題で、容易に解決しないよう見せかけ、誰もが医師不足に疑問を持っていない。

この現実が今の医療体制が、「人殺し医療」となっている何よりの証拠だろう。

要するに、日本の医療体制は「がん」を発症している。ここで理解すべきは、この「がん」は、日本の社会が生み出したものではなく、欧米の医療ギルドから「転移」してきたということである。明治維新後、日本の医療体制に転移した小さながん細胞が、敗戦後、日本医師会と、医療マフィアというべき「旧731部隊」の闇のネットワークによって、日本の医療を崩壊させるほど増殖したのだ。

病気の治療にとって最も大切なのは、病気の「原因」を探ることである。原因を究明しなければ、また、すぐに同じ病気になってしまう。対症療法では問題の解決にはならないのだ。

現代医療を蝕む「がん」は、どのように生まれ、いかに発症したのか。

次の終章で「国際医療マフィア」について語ることにしよう。

終章

国際医療マフィアの陰謀

いかにして世界はその魔の手に堕ちたか

＊発がん物質での医療を提唱した恐ろしいレポート

1910年。アメリカで、一人の医学者があるレポートを提出した。医学者の名前は、エイブラハム・フレクスナー。タイトルは「アメリカとカナダの医学教育」という。通称「フレクスナー・レポート」。100年前に提出された、この論文こそが、現代まで続く医療を蝕む「がん」を発症させることになるのである。

このレポートの内容を一言で言い表すならば、「コールタール医療の提唱」がもっとも相応しいだろう。なぜなら、このレポートをフレクスナーに依頼したのが、かのジョン・D・ロックフェラーだからである。石油産業の独占で巨万の富を築いた初代ロックフェラーは、その持てる財力と政治力を使って医療分野への進出を図り、20世紀を迎えた1901年、「ロックフェラー医学研究所」を設立する。

ロックフェラーは、石油と医療をどう結びつければいいのか、どうすれば医療を独占支配できるか、その調査をフレクスナーに命じた。それが、このレポートの目的であった。

こんにち、コールタールは発がん性があることが知られている。発がん物質で医療をしようというのだから、医療システムそのものが「がん」になるのも当然であろう。

ちなみに、コールタールの発がん性を世界で最初に発見したのは日本人医学者の山極勝三郎である。コールタールを長期間にわたってウサギの耳に塗りつけるとがんを発症することを実証。当時の医学界の主流だった寄生虫原因説を覆す画期的な研究だった。フレクスナー・レポートから5年後の1915年のことである。

コールタールから医薬品を作っていたロックフェラーにすれば、よくも余計なことを発表しやがって、という気持ちだったのだろう。この山極の研究は、ロックフェラーの政治力で徹底的に握りつぶされることになる。実際、がん発生のメカニズムでノーベル賞を取るのは、寄生虫説を唱えたヨハネス・フィビケル（デンマーク・1926年受賞）、誰でも再現できた山極のコールタール人工がん研究は完全に黙殺され、現在まで「医学界最大の汚点」といわれている。

こうして日本人医学者を潰す一方で、ロックフェラーは、フレクスナー・レポートを書いたエイブラハムの実兄サイモン・フレクスナーが推薦した別の日本人医学者を「医学界のスーパースター」に仕立て上げた。

野口英世である。

サイモンとの共同研究をしていた野口英世は、ロックフェラー医学研究所の所長となったサイモンの推薦を受け、以後、アフリカのガーナで客死するまで医学界のスターとしてロックフェラー財団の地位向上、ロックフェラー一派の医療支配に貢献することになる。現在、野口英世の功績の大半は「捏造」だったとわかっている。野口を批判しているのではなく、ロックフェラーが医学界で実権を握るために徹底的に利用したのだ。

山極勝三郎にせよ、野口英世にせよ、日本人にとっては本当に腹立たしいかぎりであろう。

＊アヘン戦争の真実

さて、話をフレクスナー・レポートに戻そう。医療支配を目論むロックフェラーに提案されたアイディアは、わかりやすくいえば「アヘン」をビジネスモデルにすることだった。

アヘンはケシの樹脂を固めたもので、その麻薬効用は人類史の始まりとともにあったぐらい長い歴史を持っている。そのアヘン史における一大転機となったのが、１８０４年、モルヒネの発見であろう。ドイツ、当時はプロイセンの薬剤師フリードリヒ・ゼルチュルネルはアヘンから薬効成分「モルヒネ」の単離に成功。ここに化学薬品の歴史が始まる。

薬品となれば、開発した企業がパテント（特許）の権利を得る。自然由来で誰でも利用できた薬草を化学的に合成することで企業が独占販売できる。つまり、「医薬品ビジネス」が、このとき、誕生したのだ。

次に1840年、アヘン戦争が起こる。

アヘン戦争は、現在の中国であった清国との貿易赤字に悩んでいたイギリスが、清政府の禁じていたアヘンの密貿易に手を出した結果、始まった戦争とされている。間違いではないが、正しくはない。このアヘン戦争の本質は、経済侵略戦争だったからである。

この時代、アヘンは、「貨幣」としての価値を持っていた。農作物に乏しい中国の東北部、モンゴルや旧満州エリアにおける商品作物の主流はケシの栽培によるアヘンだった。隊商たちは、銀の代わりにアヘンの樹脂を固めて、あらゆる商品と取引していた。アヘンは嗜好品なので、常に一定の需要がある。生産量も一定で、とくに、この時代、ヨーロッパとの対外貿易で大幅な黒字を出していた清では、代金として支払われる銀がインフレを起こし、暴落していた。むしろ、アヘンのほうが「貨幣」として安定していたのだ。二重通貨システムで経済をコントロールしてきたわけだ。

もうお分かりだろう。イギリスは、インドでアヘンを生産、それを持ち込んで、銀を買い取った。要するに偽札を作って、それで銀を奪っていたのだ。清政府が激怒するのも当然で、単純に禁制品を売ったというレベルではない。歴史に残る、史上最悪、極悪非道な商道徳にもとる最低の行為だったのである。

アヘン戦争後、清の経済はあっけなく破綻する。銀の大量流出で銀は高騰、逆にアヘンの大量流入でアヘン価格は大暴落したのだから当たり前である。一方のイギリスは、清の裏経済ともいうべき「アヘン」を握り、莫大な利益を手に入れた。

そして1874年、アヘンの生成物質モルヒネから、今度はヘロインが誕生する。

ヘロインは、モルヒネに無水酢酸を入れて加熱して生成する。最大の違いは、アヘン（モルヒネ）が水溶性なのに対して、ヘロインは脂溶性物質という点にある。この脂溶性こそ、ヘロインが「ドラッグ（薬物）の王様」と呼ばれるゆえんなのだ。

多くの人が勘違いしているが、アヘンは、いくら吸ってもさほど危険はない。せいぜいキツメのお酒といった程度のものでしかないのだ。アヘンを吸えば、即座に廃人になるようなイメージは大嘘なのである。先にも説明したようにアヘンが禁制品となっていたのは、それが貨幣として流通していたからで、貨幣価値を維持するために使用量と供給量をコントロールしていたのだ。害があるとすれば、アヘンの鎮静作用は空腹の苦痛まで取り除くのでアヘンを吸い過ぎると、食事をしなくなる。お酒は高カロリーだが、アヘンに栄養はない。だから痩せこけて倒れてしまうのだ。

アヘンは水溶性と紹介したが、水溶性物質は脳関門でせき止められて、一定量以上、脳に供給されない。いくら吸ったところで効果は限定されるわけだ。

ところが脂溶性は、脳関門をフリーパスで通過する。ヘロインの麻薬物質は、ダイレクトに脳に届くのだ。文字通り、脳にガツンと効く。いうなればアヘンの麻薬物質を脳に直接送り込むために開発されたのがヘロインなのである。

　ヘロインの最大の害は、脳に快楽物質をダイレクトに送り込むことで、本来、脳内で分泌されている脳内麻薬がストップすることにある。脳内麻薬に似た物質が大量にあるために、脳がそう判断してしまうのだ。しかもヘロインの供給が止まっても脳内麻薬はすぐに分泌することはない。工場で言えば生産ラインがストップしているようなものだ。ヘロインの快楽物質は、多幸感と鎮静作用だ。だからとろ～んとして幸せな気分になる。

　ゆえにヘロインが切れると、今度は多幸感と鎮静作用を持つ物質が体内でゼロの状態になる。つまり、すべてが真逆となるわけで、多幸感がゼロになれば急激な不安と絶望感が襲ってくる。鎮静作用がゼロになれば、全身に悪寒と激痛が走る。

　知人のヘロイン中毒者によれば、「（薬効が切れると）すべての骨という骨が軋（きし）んで砕けたのかと思うぐらい痛いんだ。体中が苦痛だらけとなり、とにかくヘロインを打つことしか考えられなくなる。ヘロインを打つためなら、なんだってする、人を殺せというなら、殺すからヘロインをくれ、そんな気持ちになるんだよ」と語っている。

　そうしてヘロインを摂取すると、今度は地獄の苦しみから、一転、天国の快楽を味わえる。このギャップが凄まじいのだ。これこそが「ドラッグの王様」のゆえんである。アヘンの快楽は、普通のレベルから、ケッコー、いい気分、という程度にすぎない。ところがヘロインは、地獄が一瞬にして天国に切り替わる。この落差で本来の効果の何十倍、何百倍の「快楽」を演出する。ヘロインに一発で虜(とりこ)になる。そうして人格すら破壊していくのだ。

アヘン愛好者は、何十倍、何百倍の快楽を味わえるだけに、容易にヘロインに手を出す。アヘン戦争の勝利で利権を獲得したヨーロッパ諸国は、当然、清にヘロインを持ち込み、その利益を絞りとっていく。

ヘロインはロンドン・セントメアリー病院医学校のアルダー・ライトによって開発され、ドイツのバイエルが「咳止め」の薬と称して1898年、発売を開始する。そのバイエルからアスピリン販売権を得ていたのが、そう、ロックフェラーである。

1901年、ロックフェラーは医学研究所を設立、フレクスナー・レポートが発表されたのが1910年。すべては、一本の線で結びついていくのだ。

*「大麻」は夢の万能薬

フレクスナーというよりロックフェラーの狙いは、アヘンの成功モデルを別の「麻薬」で再現、その利益を独占することにあった。

説明するまでもなかろう。「大麻」である。
この時代、「大麻」は化学医薬品業界にとって最大の敵であり、「がん」だった。
理由は簡単である。そのへんに勝手に生えるうえに、凄まじい薬効があるのだ。
ちなみに大麻の薬効が認められている病気を紹介すると以下となる。

「性器ヘルペス、ペニスのヘルペス感染、エイズ関連疾患、西部ウマ脳炎後遺症、化学療法回復、帯状疱疹、放射線治療、慢性ウイルス性B型肝炎、慢性ウイルス性C型肝炎、節足動物媒介疾患、ライム病、ライター症候群、ポリオ後症候群、悪性黒色腫、その他の皮膚癌、前立腺癌、精巣癌、副腎皮質癌、悪性脳腫瘍、多形神経膠芽腫、癌全般、リンパ節細網癌、骨髄性白血病、子宮癌、リンパ腫、グレーブス病、後天性甲状腺機能低下症、甲状腺炎、成人糖尿病、インスリン依存型糖尿病、偶発性成人糖尿病、糖尿病性腎症、糖尿病性眼科疾患、糖尿病性神経障害、糖尿病性末梢血管病、低血糖症、脂肪腫症、関節障害、痛風、ムコ多糖症、ポルフィリン症、アミロイド症、外因性肥満症、病的肥満、自己免疫疾患、血友病A、ヘノッホ・シェーンライン紫斑病、老年痴呆、振戦せん妄、統合失調症、統合失調感情障害、躁病、突発性大うつ病、反復性大うつ病、双極性障害、自閉症、アスペルガー症候群、不安障害、パニック障害、広場恐怖症、強迫性障害、気分変調性障害、神経衰弱症、書痙、心因性インポテンツ、アルコール依存症、オピエート依存症、鎮静薬依存症、コカイン依存症、アンフェタミン依存症、アルコール乱用、タバコ依存症、心因性多汗症、心因性幽門痙攣、心因性排尿障害、歯ぎしり、吃音、神経性食欲不振症、非特異的チック障害、トゥレット症候群、持続型不眠症、悪夢、過食症、緊張性頭痛、心因性疼痛、外傷後ストレス障害（ＰＴＳＤ）、器質性精神障害、脳振盪後症候群、非精神器質性脳症候群、頭部外傷、間欠性爆発性障害、抜毛癖、非多動性注意欠陥障害、注意欠陥・多動性障害、その他の注意欠陥障害、その他の心因性疾患、パーキンソン病、ハンチントン病、むずむず脚症候群、フリードライヒ失調症、小脳性運動失調症、脊髄性筋萎縮症（Ⅱ型）、筋萎縮性側索硬化症、その他の脊髄性疾患、脊髄空洞症、反射性交感神経性ジストロフィー（ＲＳＤ）、多発性硬化症、その他の中枢神経系脱髄性疾患、半身麻痺、脳性麻痺、四肢麻痺、対麻痺、非特定運動麻痺、てんかん、大発作てんかん性疾患、辺縁系激怒症候群、ジャクソン型てんかん、片頭痛、古典的片頭痛、群発性頭痛、脳圧迫症、有痛性チック障害、ベル麻痺、胸郭出口症候群、手根管症候群、下肢単発神経炎、シャルコー・マリー・トゥース病、神経障害、筋ジストロフィー症、黄斑変性症、緑内障、弱視失読症、色覚異常、結膜炎、視神経の集晶、視神経炎、斜視、両眼視、先天性眼振、メニエール病、耳鳴症、高血圧症、虚血性心疾患、狭心症、動脈硬化性心疾患、心伝導障害、発作性心房頻拍、開心術後症候群、レイノー病、閉塞性血栓血管炎、結節性多発動脈炎、急性副鼻腔炎、慢性副鼻腔炎、慢性肺障害、肺気腫、喘息、自発性気胸症、肺線維症、嚢胞性線維症、歯顎顔面異常痛症、顎関節症候群、胃食道逆流症、急性胃炎、胃炎、消化性潰瘍疾患、胃腸障害、潰瘍性大腸炎、クローン病、幽門痙攣性逆流症、限局性腸炎、大腸炎、大腸憩室症、便秘症、過敏性腸症候群、術後ダンピング症候群、腹膜痛、非ウイルス性肝炎、膵臓炎、腎炎、腎障害、尿管結石痙攣、尿道炎、膀胱炎、前立腺炎、精巣上体炎、精巣回転症、骨盤内炎症性疾患（PID）、子宮内膜症、月経前緊張症、膣痛、更年期障害、スタージ・ウェーバー症候群、湿疹、天疱瘡、表皮水疱症、多形性紅斑、乾癬性関節炎、乾癬、そう痒症、白色萎縮症、脱毛症、ループス、強皮症、皮膚筋炎、好酸球増多筋痛症候群、関節リウマチ、フェルティ症候群、変形性関節症、外傷後関節炎、変形性関節障害、膝蓋軟骨軟化症、強直症、多発性関節痛障害、椎間板ヘルニア、腰部椎間板疾患、頸部脊髄症、頸部椎間板障害、頸腕症候群、腰仙後部障害、脊柱管狭窄症、腰痛症、末梢腱付着部症、腱鞘炎、デュプイトラン拘縮、筋痙縮、線維筋痛症、結合組織炎、オスグッド・シュラッター病、ティーツェ症候群、メロレオストーシス、脊椎すべり症、脳動脈瘤、脊柱側弯症、潜在性二分脊椎、骨形成不全症、エーラス・ダンロス症候群、爪膝蓋骨症候群、ポイツ・ジェガース症候群、肥満細胞症、ダリエー病、マルファン症候群、スタージ・ウエーバー症候群、不眠症、睡眠時無呼吸症候群、慢性疲労症候群、振戦、不随意運動、筋筋膜性疼痛症候群、食欲不振症（拒食症）、過換気症、咳、しゃっくり、嘔吐、吐き気、下痢、尿管痛、悪液質、椎骨脱臼、むち打ち症、ぎっくり腰、肩部傷害、前腕、手首、手部傷害、臀部傷害、膝、踵、足の傷害、乗り物酔い、リウマチ、うつ病、アナフィラキシー様症状薬草」

まあ、見てもらえばわかるが、どんな病気でも薬効がある万能薬なのである。

まさか、そう思っている人もいるだろう。だが、別に不思議でもない。大麻にかぎらず、アヘンを作るケシにしても「万能薬」といっていい。事実、効果の高い医薬品の3割はケシのアルカロイドから生成されているぐらいだ。

このアルカロイドとは植物が作り出す「毒」のことである。植物は動けないので虫や動物に食べられると、このアルカロイドを分泌して撃退する。一種の免疫システムと思えばいい。アルカロイドの毒成分が強ければ、食害に合わないので、その植物は繁栄する。

毒をもって毒を制するという言葉があるように、動物は、このアルカロイドの「毒」を「病気」の撃退に役立ててきた。怪我をすればバイキンが繁殖する。そこで毒性の強いアルカロイドを食べて菌の繁殖を抑える。病気の場合も同様にウイルスを沈静化させる。さらに、ある特定のアルカロイドが体内に入ってくれれば、それで免疫効果を強制的に高める一種の「スイッチ」にしてきた。つまり、特定のアルカロイドを体内で摂取した瞬間、「エマージェンシー（緊急事態）」と判断して、体内の免疫システムがフル稼働するように遺伝子にプログラムしている。哺乳類が誕生してから2億年、その長い時間をかけた進化のなかで、そういうシステムを作ってきたわけだ。

先にも言ったが、強い毒性を持っていたケシや大麻は、その毒性によって繁栄していた。大麻やケシは、どこでも勝手に生えてくるから動物によって「選ばれた」。大麻やケシは、どんな病気にも効果があるというより、効果が出るよう動物が、そう進化してきたのだ。

＊ロックフェラーが人類から大麻を奪った

大麻は、万能薬で、簡単に栽培できる。

ロックフェラーが目論む石油化学産業による「医薬品」独占と利益の収奪は、まさに「大麻」販売権を独占することで実現する。

かくしてロックフェラー一派による人類から「大麻」を奪う陰謀が始まる。

どうすれば大麻を禁止できるか。その実験となったのが「禁酒法」であろう。1919年、もちろん、ロックフェラー一派が仕掛けた。これにより、酒の代用品としてモルヒネがバカ売れしたが、目的は「麻薬中毒」という害をアピールすること。酒や麻薬は、人を気持ちよくさせる、それはイコール悪徳という洗脳である。もちろん、アヘン窟などの映像をメディアで紹介、麻薬は廃人になるというプロパガンダも徹底的に行う。

1915年、南西部州を中心に医療目的以外の大麻使用が州法で非合法化され始める。その一方で同時期、大麻の栽培を拡大する。

1925年、アメリカ軍によるパナマ運河地方の大麻使用に関する調査報告。大麻乱用による社会問題をアピールする。

1929年、アメリカ16州で大麻を禁止した。

しかし、大麻の禁止は社会的な反発が大きく、また、大麻の栽培は容易なだけに密栽も増えていく。そこで新たな方針が打ち出される。

ずばり、大麻にバカ高い税金をかけたのだ。

1937年の「マリファナ課税法」である。アメリカの48州のうち46州で採択する。アメリカ農務省は、「大麻が地球上で栽培できる植物の中で最も有益である」とし、産業規模としては数十億ドル、今の価値にして何十兆円になると発表した。大麻産業を国家の独占事業にするという政策を打ち出したのだ。要するに、一般人は勝手に栽培したり、使用したりしてはならない、栽培は政府の許可がいるし、使用も医者の許可がなくてはダメと押し通したのだ。

こんな、とんでもない政策をアメリカ国民が受け入れたのには理由がある。

１９２９年の世界恐慌後、アメリカ経済は大胆な財政出動によって１９３４年までに、一旦、持ち直した。ところが、なぜか１９３７年、再び恐慌状態に戻ってしまったのだ。当然、市民は再度の財政出動を期待する。が、政府は予算がないといい、それで「大麻の独占権を政府に与えろ。そうすれば何十億ドルの収入になり景気回復策もできるだろう」と脅されれば、アメリカ国民も受けざるを得なかったのだ。

実によくできたストーリーであり、こんな芸当ができるのは、それこそロックフェラー一派ぐらいであろう。

そう、ロックフェラーは、人類共通の宝であった「大麻」を個人所有の私物に変えてしまったのである。

その後の経緯を簡単に説明しておこう。

まず、太平洋戦争で敗戦した日本では、GHQの占領下のなか、１９４８年、大麻取締法が制定された。縄文時代から使用してきた大麻が「悪」となったのである。

アメリカでは、１９６０年代、アメリカ最高裁判所によって「マリファナ課税法」は、憲法違反という判決が下されることになる。それで課税が禁止されたのではない。むしろ、反対となっていく。マリファナの使用を制限するために「薬物リスト法」がニクソン大統領の下で制定され、1970年代初頭、マリファナの使用は、全面的に禁止になった。

しかも工業大麻の栽培は、忘れさられ、マリファナは、薬物リスト法のもと、正式に「薬物として価値のない物」と宣言された。それだけでなく大麻は、「幻覚剤」として定義されて、禁止薬物リストに掲載された。

このマリファナ禁止法によって、1965年から2千万人以上の逮捕者が出ている。1年で40万人、月3万6、000人、1日1、200人、1時間に50人の逮捕者という計算になる。

捜査経費の総額はいったい、いくらになるのか。何より「無実」で逮捕された人たちの経済的損失は、何兆円のレベルとなろう。しかも大麻には幻覚作用など皆無だし、医薬品として優れている。薬を吸ったところで、元気にこそなれ、病気になるはずはあるまい。そんな素晴らしい「大麻」を、なんとかして「悪」に仕立てるため使用されたプロパガンダ経費もまた、莫大だったことだろう。

言い換えれば、それでもなお「大麻」独占の利益は儲かるのだ。

ロックフェラー一派は、大麻とアヘン、そしてコカノキ（コカインの原料）など、すべての麻薬物質を独占することで「世界の医療」を支配した。

そう、ロックフェラー一派こそが、「国際医療マフィア」だったのである。

＊「優生学」を受けついだロックフェラー医学研究所

ロックフェラー財団、つまりロックフェラー医学研究所は、バイエル社からアスピリンを供与してもらい、ドイツ医療ギルドから譲り受けてアメリカの製薬メーカーとなった「メルク・カンパニー」を通じて独占販売、莫大な利益をあげてきた。その見返りなのか、ロックフェラー財団は、積極的にナチス・ドイツに資金援助をしてきた。そのナチス・ドイツの科学技術をクルップ社とともに支えてきたのが、総合化学メーカー「ＩＧ・ファルベン」だった。このＩＧ・ファルベンは、アウシュヴィッツ収容所で使用された毒ガス（チクロンＢ）を開発、製造する。ＩＧ・ファルベンは、ナチス敗戦後、アメリカ陸軍によって接収、毒ガス兵器、細菌兵器、人体実験などの研究は、すべて陸軍化学兵器開発拠点「フォート・デトリック」へと送られることになる。

そのフォート・デトリックでは何が行われたか。

大麻禁止法を施行したリチャード・ニクソン大統領は、１９６９年、その就任演説で「がんとの戦い」を打ち出した。「アポロ計画」で国民から絶大な支持を得たケネディ前大統領を真似して「１９７６年までにがんを克服する」と公約した。その結果、莫大な国家予算が当然、医薬品業界、医学界へと流れこんでくる。そして、その研究の最前線こそがフォート・デトリックであった。

なぜなら抗がん剤は、もともと毒ガス開発の副産物だったからである。最初の抗がん剤は、マスタードガスなのだ。ネズミにマスタードガスの効果実験していた際、ガス使用後に、ネズミのがんが縮小していたことが発見されて「抗がん剤」が生まれた。

毒を持ってがんを防ぐ。その名目は、あらゆる毒の開発へとつながる。また、がん発生のメカニズムの研究も行われる。原爆開発では、「アトミック・ソルジャー」としてグラウンド・ゼロ（爆心地）で戦闘訓練をした。その数はなんと13万4、000人（1977年発表）。放射性物質の発がん性を研究するため、カルフォルニア大学病院では、病院に来た一般患者にプルトニウムの注射を打っていた。とくに妊婦や新生児など数千人を対象に被曝実験という人体実験が行われたぐらいなのだ。

そして放射線に発がん性が高いとわかるや、それを医療機器として大量生産を始める。当時、世界最大の原子力発電メーカーだったGE（ゼネラル・エレクトリック）の子会社GEヘルスケアである。2013年現在もCTスキャンのトップシェアを誇っている。

ドイツ敗戦後、解体されたIG・ファルベンの医薬品部門は、戦後、バイエルとして再出発する。世界初のヘロインを生産した名門製薬メーカーは、1960年代、旧東ドイツで試薬品の人体実験を繰り返すことになる。ナチスの遺伝子は健在なままだった。
そして世界は、どうなったのか。以下、記事を読んでほしい。

タミフルを後押しする製薬会社とドナルド・ラムズフェルドとの問題ある関係
(2009年5月2日「デイリーメイル・オンライン」)

豚インフルエンザ薬「タミフル」を後押しする製薬会社が、前・米国国防長官ドナルド・ラムズフェルドとの緊密な関係があると集中的な議論を呼んでいる。

ラムズフェルド氏は、カリフォルニアにあるギリアド・サイエンス社のかつての会長であるが、今でも同社の株を保有しているか否かについて、コメントを拒否している。同社が開発したタミフルは、恐怖の伝染病と戦うために、世界中の政府がしゃにむに備蓄している薬である。

昨夜、ラムズフェルド氏の同僚が「彼は個人的財力について公には議論しない」と語った。

しかしながら、仮にラムズフェルド氏が今も同社の株式を保有しているとしたら、この薬の世界中の需要の大波の最大の受益者となるだろう。英国健康保健組合だけでも、すでに大

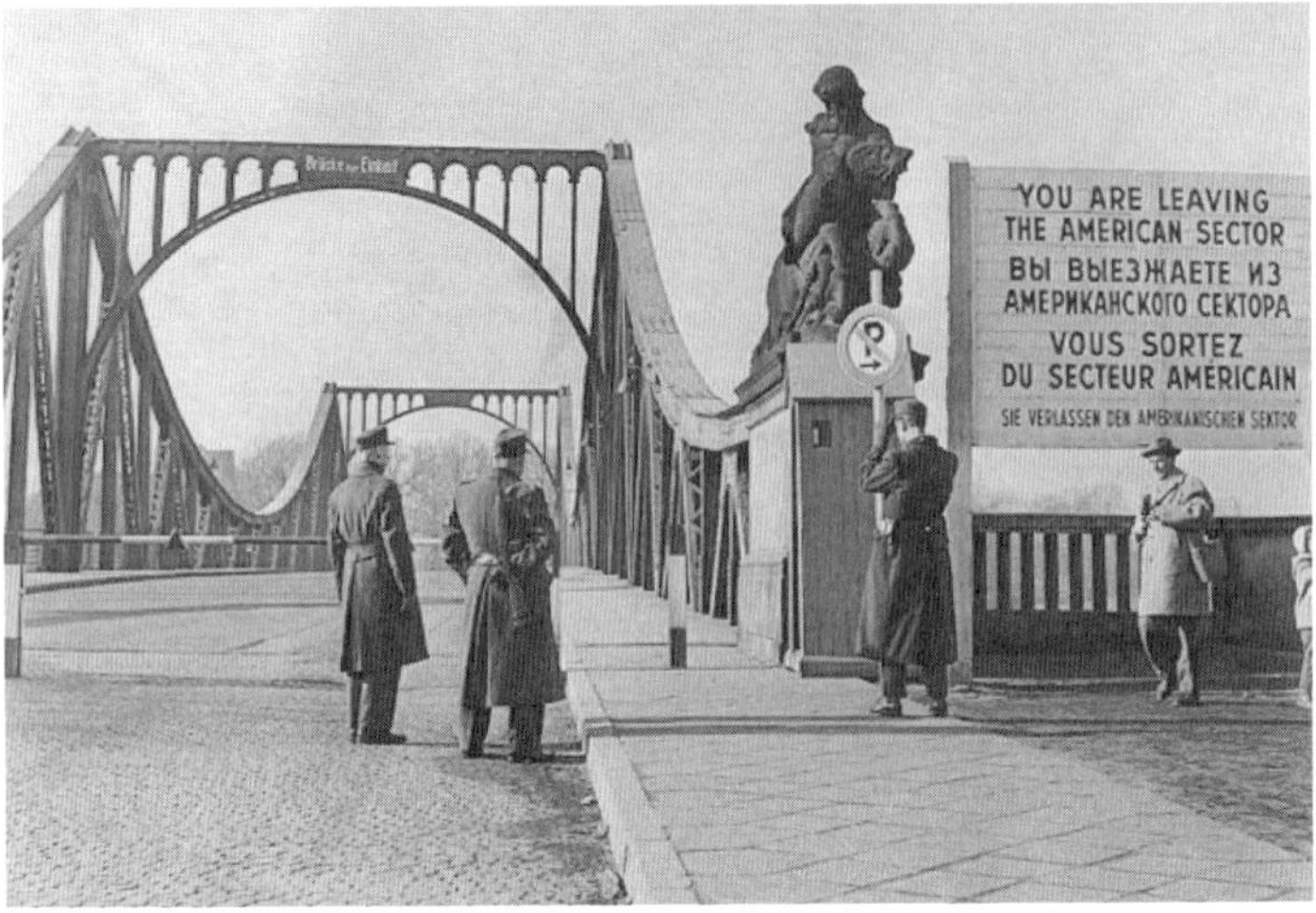
YOU ARE LEAVING
THE AMERICAN SECTOR
ВЫ ВЫЕЗЖАЕТЕ ИЗ
АМЕРИКАНСКОГО СЕКТОРА
VOUS SORTEZ
DU SECTEUR AMÉRICAIN
SIE VERLASSEN DEN AMERIKANISCHEN SEKTOR

1960年代初頭の東ドイツと西ベルリンに架かる橋

最近公開されたファイルでシュタージ係官が西側の製薬会社にひそかに市民を売りつけていたことがわかった。

英帝国人口の4分の3に投与するのに十分なタミフルを購入している。

ラムズフェルド氏は、かつてギリアド・サイエンス社との関係をめぐる利害衝突の疑いで告発されたことがある。同社は、1996年に、スイスの製薬大手ホフマン・ラ・ロシュ社に薬のライセンス権を売った。

1997年から2001年までラムズフェルド氏がトップだったギリアド社は、ラ・ロシュ社との取引条件に基づき、今でも同社の薬の売買実績による売り上げ利益の、14%から22%を受け取っている。

4年前、ギリアド・サイエンス社におけるラムズフェルド氏保有の株式価値は、鳥インフルエンザの恐れを反映して、およそ300万ポンドから1,700万ポンドへと飛躍的な値上がりを見せた。

これは、ブッシュ大統領の保健問題トップ・アドヴァイザー、マイク・リーヴィットが、伝染病は米国だけでおよそ200万人の死者が出ると警告したことが火をつけたものである。

ラムズフェルド氏の株式保有の詳細が明るみに出ると、相談された弁護士は、株を保有し続けてもかまわないが、インフルエンザ薬の政府決定からははずれるようにアドヴァイスした。

ラムズフェルドは状況を説明する文書を発表した。数ヵ月後、ペンタゴンは米軍用に3,900万ポンド相当のタミフルを注文した。

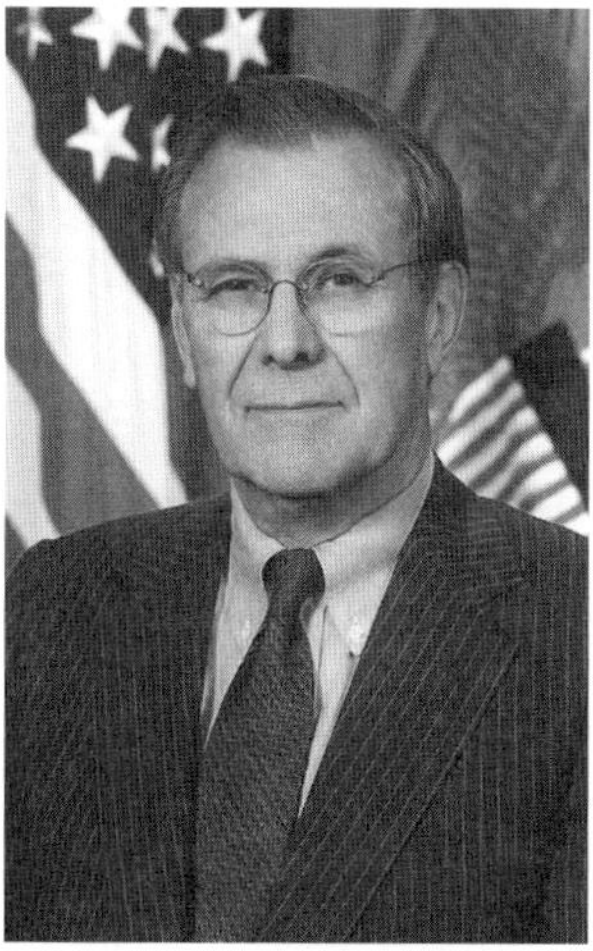

ドナルド・ラムズフェルド

『鳥インフルエンザの大でっちあげ』の著者ジョゼフ・マーコーラ博士は昨日こう述べた。「豚インフルの話全部に関わるのはただ一つ、広がる恐怖だ。ブッシュ大統領は、鳥インフルで少なくとも20万人が死ぬ、悪くすると米国だけで200万人が死ぬと語ってパニックを蔓延させた。このでっちあげは、即座に8,000

万服のタミフルを買ったことで正当化されてしまった」

ラムズフェルド氏ばかりではなく、ギリアド社との関係が濃い多数の共和党メンバーがいる。ギリアドの最大の株主はグローヴァー・グレン・ノークウィストが所有するFMRコーポレーションである。彼も共和党の活動家だ。

さらに、レーガン政権の国務長官だったジョージ・シュルツも大株主で、2005年に保有株式を売却し、税引き後500万ポンドを得た。

ギリアド社は第1四半期の業績を発表した。総収入10億ポンド。収入の大部分はエイズ治療薬からであるという。

ギリアドの創業者で1997年に引退したマイケル・リオーダン（51歳）は、昨夜こう語った。「会社が成功したとしても、それは政治と深い関係があったからではない」

アスパルテーム――ラムズフェルドの遺産生物兵器
（ベティ・マルティーニ［ミッション・ポッシブル創立者］）

現代世界の数多い皮肉の中でも、ジェラルド・フォードが大統領自由メダル――アメリカ最高の市民栄誉――を1977年1月19日にドナルド・ラムズフェルド国防長官に与えたことほどの皮肉はない。数週間後の3月8日、ラムズフェルドはG・D・サール製薬の会長に就任し、厚生省の食品医薬品局（FDA）を動かして、発がん性と神経毒性で知られた毒物を、人間が摂取してもいいと認可させるミッションを始めた。

ミッションは果たされた。現在、ほぼ9、000種の普通に消費される製品に大量の苦痛をもたらすこの武器が混じっており、何百万人もの人がアスパルテームという人工甘味料に原因する慢性病にかかっている。『アイダホ・オブザーバー』の言うことはわれわれの信念でもある。パーキンソンという名前の男が自分の名前にちなむ病名を持っているなら、ドナルド・ラムズフェルドも彼自身の名前の病名を持つべきだ。すなわち、「ラムズフェルド病」という病気である。

暴かれたWHOスキャンダル
——アドヴァイザーたちがH1N1ワクチン製造会社からキックバックを受け取っていた
（マイク・アダムズ［健康監視人］、ナチュラルニュース編集部）

2010年6月5日

【ナチュラルニュース】衝撃の新レポートが以下のことを明らかにした。世界保健機構（W

ＨＯ）が新型インフルエンザＨ１Ｎ１の世界的流行を宣言することを保証するトップ科学者たちが、それのワクチン販売によって儲ける製薬会社と緊密な金銭関係を持っていた。このレポートは『英国医学雑誌（ＢＭＪ）』に掲載されたもので、ＷＨＯに世界的流行を宣言させ、ワクチン製造会社に何十億ドルもの利益をもたらす秘密の紐帯を明るみに出した。

ＷＨＯに世界的流行を宣言させる数人の主要アドヴァイザーたちが、大流行宣言によってタナボタ式に利益を受ける当のワクチン製造会社から、直接金銭的供与を受け取っていた。これに関してＷＨＯは、トップ・アドヴァイザーと、決定によって金銭的利益を得ることになる製薬会社との間に利害衝突があると明かすことを拒否した。

言い換えれば、キックバックはすべて、テーブルの下で極秘に処理されていたということで、ＷＨＯは、大流行が宣言されれば大儲けする側にいる個々人から政策上のアドヴァイスを受けているということを、世界に知らせるのは重要であるとはそもそも考えていない。

ＷＨＯの信用は地に落ちた

このレポートはデボラ・コーエン（ＢＭＪの特集編集部員）と、『ロンドン・調査報道事務局』で働くフィリップ・カーターが書いた。記事の中でコーエンは述べた。「……われわれの追及で致命的な問題が明るみに出せた。これが報道されないままでいれば、Ｈ１Ｎ１はすでに最大の犠牲者――WHOの信用と世界の公衆衛生システムの信頼――を出していただろう。

このレポートに応えて、WHOの事務局長マーガレット・チャン博士は秘密主義を弁護してこう述べた。WHOが金銭的紐帯を意図的に秘密にしてきたのは、「……この重大な仕事を担うメンバーの誠実さと独立性を守るため……（さらに）透明性を強化するためであった」。チャン博士は、明らかに「透明性」という語の意味を理解していない。また一面、WHOは、企業というご主人様、病気から利益を得る巨大製薬会社に仕えるために、つねに現実をねじまげてきたのである。金銭的紐帯を秘密にしてきたのは「誠実さを守る」ためだと言うのは、今夜の断酒会に、メンバーの誰もをボトルに近づかせないために全員にアルコールを提供する、と言っているようなものだ。

単にまるっきり無意味なだけだ。

WHOの決定プロセスに関係するものが有意味になるのはいつからのことか？

BMJの編集長フィオーナ・ゴドリーでさえ、WHOについてきつい言い方をしている。

「……信用はひどく毀損（きそん）された。WHOは今や信用を回復するために行動をおこさなければならない」

ＷＨＯへの非難はまだある

ＷＨＯの利害衝突の処理のまずさを非難する医学出版物はＢＭＪだけではない。『ＥＣ議会』に載ったレポートでもＷＨＯは非難されている。「議会は、Ｈ１Ｎ１インフルエンザの大流行の処理方法については、ＷＨＯだけでなく、ＥＵレベルと国家レベルの保健学権威たちから警告を受けた」。続けて、ＷＨＯの行動は「莫大な公的資金を無駄にし、ヨーロッパの公衆が直面している健康リスクについて根拠の薄い恐怖を広げる」結果になった。

おもしろいことに、「ナチュラルニュース」も他の自然健康団体も１年前に同じことを言っていた。この結論に達するのに万金を費やす必要はない。病気ケア産業が実際にはどれほど堕落しているかを知っている者にとっては、分かりきったことだった。

彼らが実際にやっていることは、もっと金を儲けることだ。ＷＨＯの科学アドヴァイザーに賄賂を贈り、いったんワクチン・セールスの波が押し寄せると彼らにキックバックを払いながら。

ワクチン製造会社と薬品販売促進者たちは、もちろんこの調査報道を非難している。彼らに言わせれば、ＷＨＯには、大流行を宣言しワクチン投与を進める以外に「選択肢」はないのだ。インフルエンザの治療選択肢はワクチンだけだからだ。これはもちろん大嘘である。

ビタミンDは、インフルエンザ感染予防としてワクチンの5倍の効果があるということは科学的に証明されている。しかし、WHOは誰にもビタミンDを勧めたことがない。

すべての焦点は高価なワクチンを推し進めることに置かれる。本当に人々に実効のあるものを勧めることはない。今やわれわれは理由を知っている。人々が大流行に対して脆弱(ぜいじゃく)であればあるほど、H1N1で死ぬ人がそれだけ増え、それによって、ワクチン投与の重要性が「証明」されることのからくりを。

言い換えれば、人々が自然療法を知らないままにされているのは、そのほうがたくさんの死者が出るし、ワクチン投与の緊急要請がしやすいからだ(少ししか患者が出ないのは大製薬会社の利益に結びつかないというわけだ)。

詐欺は実際どのようにして行われるか

これはWHOワクチン詐欺のまとめ。
ステップ1　リスクを誇張する——WHOはフェーズ6の流行を宣言して大流行のリスクを煽る。たとえ、ウイルスによる死亡率が、簡単なビタミンDサプリメントの投与で収まりそうな低い数字であったとしても。
ステップ2　各国に備蓄をせかす——WHOは世界中の国々に「公衆衛生の緊急事態」と

呼んで、H1N1ワクチンの備蓄をせかす。

ステップ3　現金を集める――各国は何十億ドルも使ってH1N1ワクチンを購入し備蓄する。大製薬会社の懐はうるおう。

ステップ4　キックバックが手に入る――WHOのアドヴァイザーたちはワクチン・メーカーからのキックバックを集める。これらのキックバックは意図的に秘密にされる。

ステップ5　人々を脅し続ける――ワクチンの需要ができるだけ高い状態を保つように、WHOは、H1N1が究極の危険ウイルスであり、すべての人がワクチン投与を続けるのがよいと警告を発し、人々の恐怖心を煽り続ける（米国疾病管理センター〈CDC〉もアメリカで同じメッセージをこだまさせる）。

これが、過去1世紀にわたってWHOがワクチン流行病詐欺を引っ張ってきた手口である。WHOアドヴァイザーたちは重いキャッシュの荷物をしょって歩き、製薬会社は巨大利益を手にし、世界中の税負担者は棚ざらしの無駄なワクチンが腐るままになっていて、いずれは処分され（それも税負担者の追加負担）、下水に捨てられる（水道を汚染する）、その分の代金を負担させられるのである。

一方、ビタミンDの真実を公衆にあえて伝えようとする者は誰もいない。その結果、次の大流行が彼らにもう一度のチャンスを与え、まったく同じ詐欺が繰り返されるのである（さらに大きな利益)。

ワクチン産業の犯罪行為

要するに、この驚くべき状況は、ワクチン産業がいかに情けないものになってしまったか、WHOもCDCも実際にはいかに堕落したか、を如実に示している。ここで起きているのは堕落と賄賂と呼ばれるものだ。キックバックは支払われ、嘘が語られ、政府は何十億ドルも詐取される。世界規模の保健リーダーたちが犯し続けてきた重罪である。

本当の質問はこうだ。政府はなぜ公衆衛生機関をかくも容易にワクチン産業によって堕落させてしまったのか? 公衆を利益創出のモルモットであるかのように食い物にする利益陰謀の上に立っているのは誰か?

次の機会にWHOが何か言うのを聴いたら思い出してもらいたい。彼らのアドヴァイザーは製薬会社の回し者であり、WHOから聴いてみたいことがあっても、それは、公衆衛生への貢献よりは利益動機に発することが多いということだ。

ところで、記録のために紹介したいが、H1N1ワクチンが効いたということを示す科学的研究はこれまでただの一つもないのである。初めのH1N1流行が詐欺だったばかりか、治療に使われる薬も詐欺に基づく。なぜそんなことになったかの話の残りはもう分かっている。世界的流行を宣言したWHOのアドヴァイザーたちにはキックバックが払われるからだ。

＊ナチス医療マフィアが人殺し医療の元凶

エネルギーマフィアたちは石油を求めて世界中で戦争を仕掛け、ウォール街の金融マフィアとして世界経済を無茶苦茶にしてきた。そんな連中の仲間だったのが、国際医療マフィアなのである。要するに「死の商人」という顔を持っているのだ。

国際医療マフィアは、製薬メーカーとして「薬」ではなく「死」を販売してきた。医療機器を販売するふりをして、病気を売り飛ばしてきた。医者の顔をして、冷酷な兵士となっていた。医療と称して大量殺戮を行ってきたのである。

国際医療マフィアを調査していくと、最後は「ナチス」に辿り着く。

そう、奴らの真の姿は「ナチス医療マフィア」なのである。ナチスついての詳しい背景は、他の著書に譲るとして、ナチスの最大の問題は、根本的なイデオロギーに「優生学」を持っていることであろう。優生学は、劣等民族や劣等な遺伝子は必要ない、間引いて構わないという狂信的な思想だ。自分勝手に他人を優秀と劣悪と決めつけ、劣悪な遺伝子を排除して何が悪いと考えている。前章で触れたが、現代医療が「産科」「小児科」ほど、脆弱になっているのも、この「劣悪な遺伝子」を取り除く発想からきている。薬害エイズも血友病という劣悪遺伝子を排除する思想が根底にあった。

そんな連中が、この1世紀にわたって世界の医療を支配してきた。まともな医療体制が生まれるはずはないのだ。

ナチス医療マフィアが「西洋医学」を選んだのも「戦場の医学」だったからだろう。

西洋医学は、病気を「敵」として認識する。つまり、病気になるというのは、内乱や暴動が発生した、疫病は異民族や異教徒が侵入してきた、怪我をして化膿すれば、敵に侵略された、そう考える傾向がある。

ゆえに「患部」に対して、強力な化学物質という銃弾と大砲、ミサイルをぶち込んで徹底的に破壊する。鋭いメスという剣で敵をえぐりとる。抗がん剤という毒ガスを使用しても敵を潰そうとする。敵さえ倒せば、味方が死のうが、その場所が使用不能になろうが、構わないという発想をする。いわゆる「焦土作戦」も辞さないところがあるのだ。

西洋医学がナチス医療マフィアと結びつけば、どうなるか。答えは簡単であろう。

人殺しが医者をすれば、当然、人を殺すのに医療を道具にする。それが、今現在、医療の分野で起こっていることなのである。

病気は「敵」と思うところからやめなければならない。現実社会で起こる暴動や内乱にせよ、経済問題や貧困、格差など、多くの原因から生まれる。それを「敵」として攻撃したり、排除したりするのではなく、原因となった問題をひとつひとつ時間をかけて解決する。社会システムを改善する。これが正しい選択だろう。同じく、こういう発想の医療は、実はたくさんある。むしろ、西洋医学以外の医療は、敵を懐柔して仲直りしよう、悪いところ、問題の箇所を改善していこうという考えのほうが多い。

東洋医学もそうだし、多くの伝統療法や民間療法、欧米でも19世紀から20世紀初頭まではホメオパシー（身体に負担をかけない代替療法）が盛んだった。

ナチス医療マフィアと結びついた西洋医学が、そうした別の医療体系までも病気同様、「敵」と決めつけ、排除してしまった。西洋医学は、医療ギルドという軍隊組織がもとになっている。他の組織への攻撃力も高い。その性質をナチスに悪用されてきたのだ。

西洋医学の持つ性質がすべて悪いわけではない。その特性を活かして、警察や消防、あるいは災害のたびに活躍する日本の自衛隊のようになればいいのだ。

今の医療体制は軍事独裁体制となんら代わらない。戦争中のナチス・ドイツの状況とまったく同じということを私たちは理解する必要がある。

ナチス医療マフィアたちは、きっと「西洋医学の発展で人類は繁栄している、事実、人々の寿命は格段に伸びたではないか」、そういって世論を誘導するだろう。

騙されてはいけない。先進国の寿命が伸びているのは、栄養状態と衛生状態が改善されたからで、必ずしも西洋医学の発展だけが原因ではないのだ。

人を殺せば逮捕される。当然、現代医療を「人殺し医療」にした連中も、その罪を問われなくてはならない。

人殺し医療を廃絶する戦いを、今すぐ、はじめようではないか。

本書が、その戦いの火蓋を切る役割を果たすことを願っている。

あとがき

まともな医療体制を取り戻すことができるのだろうか?

本書を読んで、不安になった人もいるかもしれない。

安心してほしい。今の「人殺し医療」を「人を救う医療」にすることなど、実は、それほど難しくはないのだ。

処方箋は「逆インセンティブ」である。

今の医療システムが間違っているのは、患者から治療費を受け取っていることにある。ここにすべての原因があるのだ。

よく考えほしい。患者から治療費を受け取る以上、患者がいなくなれば病院は潰れる。逆に言えば、病人が増えれば増えるほど、病気が長引けば長引くほど「儲かる」。ナチス医療マフィアたちは、そこにつけ込んで「人殺し医療」に変えてきた。

ならば、答えは簡単だろう。

病院や医療従事者は、「健康な人」からお金を受け取ればいいのだ。この場合、治療費は基本、無料とする。

たとえば1万人規模で、100人の医療関係者を配置したとしよう。その1万人のうち、「健康」な人は、その「健康」の代価として医療関係者にお金を払う。健康な人は元気に働いている。税金や保険の形で支払うわけだ。医療関係者は「健康」な人が増えれば収入も増える。人々が健康になるよう必死で努力する。徹底的に人々が病気にならないことを目的に医療を始める。病気になった人の治療は、できるだけ早期に治そうとする。わけの分からない検査や医薬品も使わない。そんなことをしても彼らの儲けにはならないからだ。

これが「逆インセンティブ」の発想なのだ。

同じく医療保険料にしても、健康な人ほど「安く」なるよう逆インセンティブをかければどうだろうか。タバコやお酒、運動をしない、不摂生をしている人は、どんどん逆ポイントがついて保険料が上がっていく。このあたりは自動車保険と同様だ。無理を重ねて、多少、稼ぎが増えたところで、ごっそり医療保険で持っていかれるとなれば、こんなにバカらしいことはない。三食しっかり食べて、たっぷり睡眠を取り、のんびり休息するようになる。普段から「健康」に気をつけるようになるだろう。

健康になって保険料は安くなるのだ。元気な人が増えれば、社会も活性化する。当然、税収も自然に増える。健康な人が増えれば増えるほど医療従事者の懐も暖かくなるのだから、こんなに素晴らしいことはないだろう。

現代医療の最大の問題は、巨大な製薬メーカーの存在である。先進国の多くでは、製薬メーカーはＧＤＰ（国内総生産）の17％を占める。そんなガリバー企業が利益を確保しようと暴れまわっているから、人殺し医療が加速する。効きもしない薬を使わせ、こっそりと病原体をばら撒くようなことをしてしまうのだ。

ならば、製薬メーカーには、こんな逆インセンティブをかけたらいい。治療実績に応じて医薬品の薬価をスライドさせていくのだ。効き目があった薬は、どんどん値段が上がる。そうすれば、効き目のない薬など開発もしないし、販売もしなくなる。

さらに人々の健康度合いに応じて、税率を逆スライドさせるのも良策だろう。健康な人の割合が多いほど、税金が下がるとなれば、彼らだって妙な真似はすまい。

企業は、ある意味、利益の追求のためにはなんでもする。人を殺すほうが儲かるなら、殺すほうを選択する。人が健康になるほうが儲かるなら、健康にするためになんでもする。企業のその体質を利用してしまえばいいのだ。

巨大な製薬メーカーは、無駄で効果のない自称「医薬品」の開発ばかりを行い、ろくでもないことばかりに頭脳と力を使っていた。

たとえばオリンピックで問題となるドーピングの技術は、アンチエイジング（加齢対策）

という新しいジャンルを生み出した。ならば、そうした若返りのクスリ、記憶が良くなるクスリ、体力が向上するクスリ、頭髪がフサフサになるクスリ、肉体があれこれとパワーアップする能力向上型のクスリを、その持てる力と頭脳で、どんどん、開発すればいいのだ。

また、化学メーカーという側面も活かして、汚染された土壌、大気、海洋などの環境対策などに乗り出してほしい。環境対策に貢献すれば、当然、その社会は健康な人が増える。税率が下るのだから、放っておいても環境ビジネスに乗り出すことだろう。

私たちの社会は、そうした「役に立つ」貢献に対して、どんどん、「逆インセンティブ」をかけてコストを支払うシステムを導入すべきだろう。

人々が健康になればなるほど「金儲け」になる。

今の人殺し医療を救う処方箋は、たったこれだけなのである。

2013年3月　東京都武蔵野市吉祥寺

ベンジャミン・フルフォード

【著者紹介】

ベンジャミン・フルフォード（Benjamin Fulford）

1961年カナダ生まれ。80年代に来日。上智大学比較文化学科を経て、カナダのブリティッシュ・コロンビア大学を卒業。その後再来日し、『日経ウィークリー』記者、米経済誌『フォーブス』アジア太平洋支局長などを経て、現在はフリーランスジャーナリスト、ノンフィクション作家として活躍中。

主な著書に『日本に仕掛けられた最後のバブル』『仕組まれた円高』（以上、青春出版社）、『世界リセット計画』（コアマガジン）、『図解 世界を牛耳る巨大企業』『図解「闇の支配者」頂上決戦』『図解 世界「闇の支配者」』（以上、扶桑社）、『イルミナティだけが知っている【洗脳工学篇】』『イルミナティだけが知っている【金融工学篇】』（以上、ヒカルランド）、『日本を貶めた「闇の支配者」が終焉を迎える日』『勃発！ 第３次世界大戦 World War Ver. 3.0』『勃発！ サイバーハルマゲドン』（以上、ＫＫベストセラーズ）など多数。

人殺し医療

――マフィアが支配する現代メディカル・システム

2013年4月5日　初版第1刷発行

著者　ベンジャミン・フルフォード

発行者　菅原 茂
発行所　KK ベストセラーズ
東京都豊島区南大塚2丁目29番7号　〒170-8457
電話　03-5976-9121(代)　振替 00180-6-103083
http://www.kk-bestsellers.com/
印刷所　錦明印刷株式会社
製本所　ナショナル製本協同組合
DTP　株式会社オノ・エーワン
ISBN 978-4-584-13480-1　C0036